당질제한식과 기존의 당뇨병식

일반적인 당뇨병식과 비교해
당질제한식은 화려하고 그 양이 풍성하다.
기존의 당뇨병식에 익숙한 사람들은 놀랄 것이다.

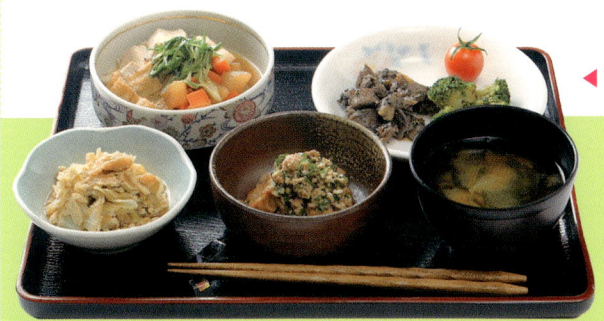

◀ 당질제한식의 전형적인 저녁식사

일반적인 당뇨병식의 저녁식사 ▶

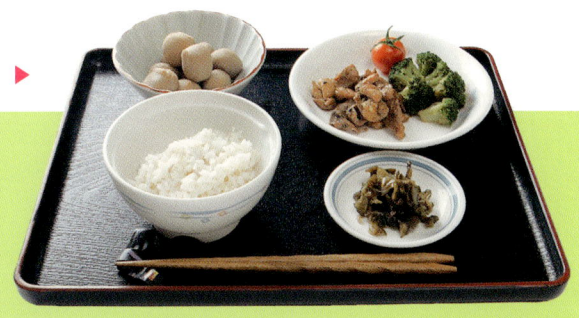

당질제한식의 아침식사

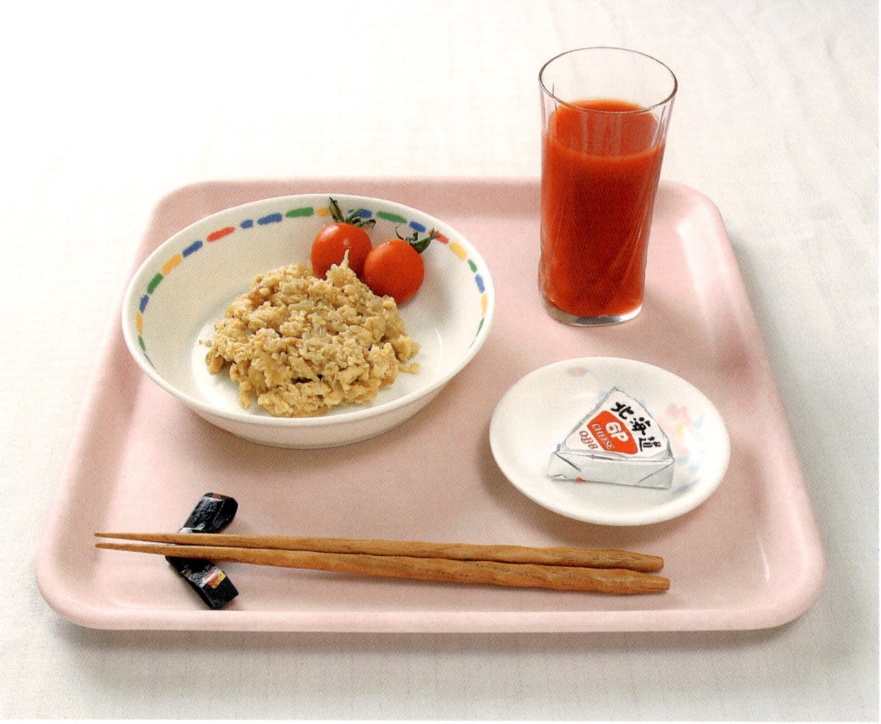

- ★ 토마토 주스
- ★ 6p 치즈
- ★ 달걀 스크램블

아침은 가벼운 메뉴로 되어 있다. 이것은 병원의 급식 체제상 많은 종류를 만들 수 없기 때문이다. 가정에서 당질제한식을 실시하는 경우는 이보다 풍성해도 좋다. 그러나 일반적인 당뇨병식과 같은 빵, 밥은 올리지 않는다.

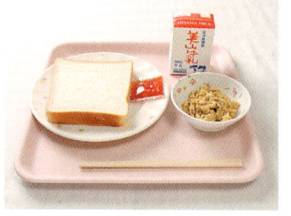

※**참고** 일반적인 당뇨병식의 아침식사

당질제한식의 점심식사

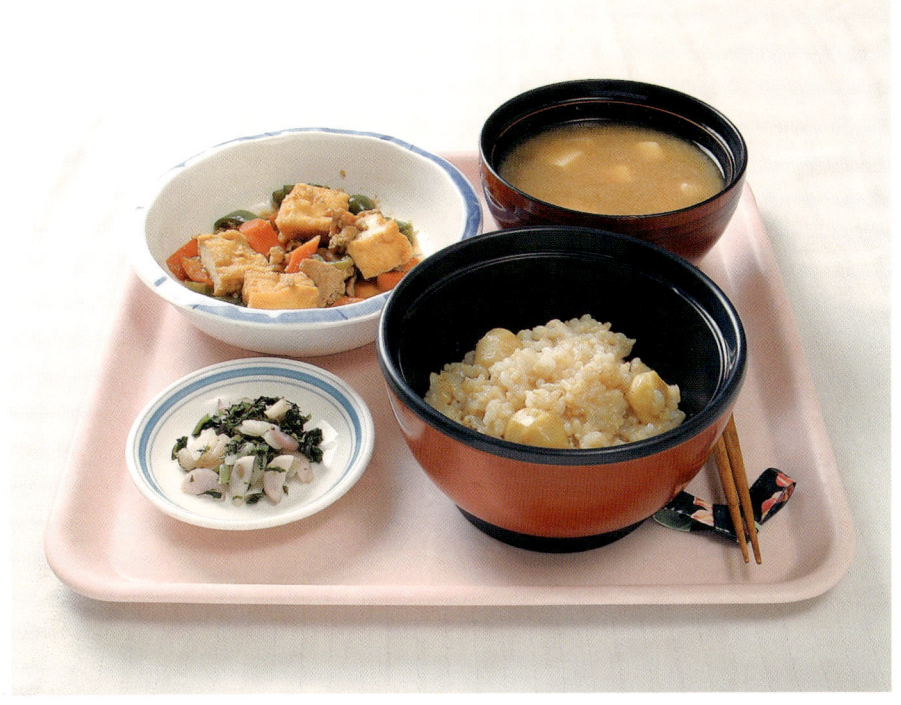

★ 밤밥
★ 두부 · 돼지고기 볶음
★ 감자된장국
★ 무절임

점심식사에는 현미밥이 들어 있는 경우가 많지만 철저한 '슈퍼 당질제한식'에서는 곡류를 전혀 섭취하지 않는다.

당질제한식의 저녁식사

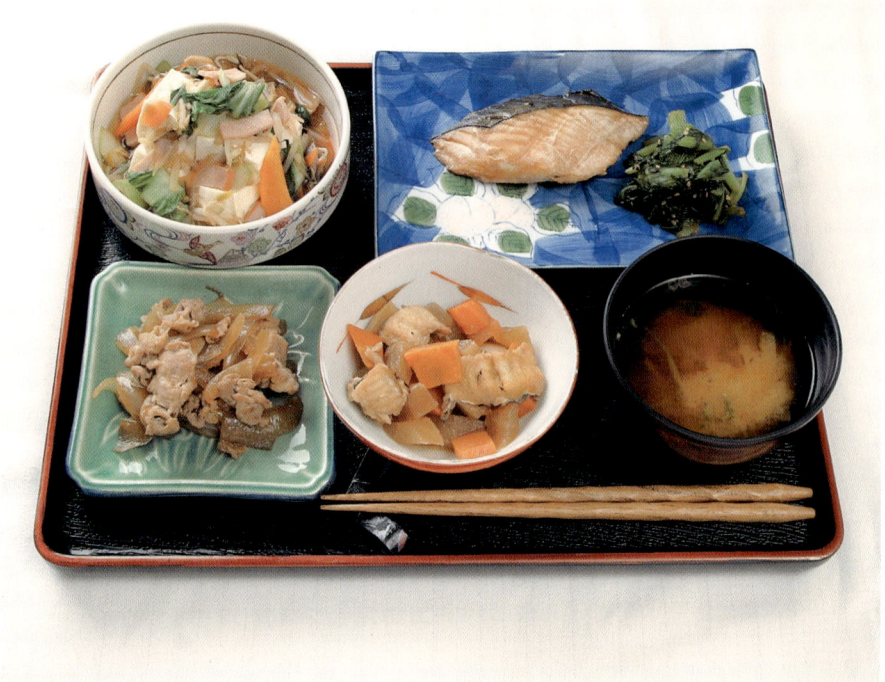

★ 미소시루(일본 된장국)
★ 연어구이
★ 두부 야채절임
★ 돼지고기 볶음
★ 무 붕장어찜

육류를 섭취해도 좋을 뿐 아니라, 주식이 없는 대신 부식이 충실해 만복감을 느낄 수 있다.

요리협력: 다카오 병원 급식부

당뇨병엔
밥
먹지마라

SHUSHOKU WO NUKEBA TOUNYOUBYOU WA YOKU NARU
by Kouji Ebe
Copyright ⓒ 2005 by Kouji Ebe
All right reserved.
Original Japanese edition published by TOYO KEIZAI INC.
Korean translation rights arranged with TOYO KEIZAI INC.
through Tony International
Korean translation copyright ⓒ 2005 by IASO Publishing Co.

이 책의 한국어판 저작권은 토니 인터내셔널을 통해 TOYO KEIZAI INC.와의 독점계약으로 '도서출판 이아소'에 있습니다. 저작권법에 의해 한국 내에서 보호를 받는 저작물이므로 무단전재와 무단복제를 금합니다.

당뇨병엔 밥 먹지 마라

(財)다카오병원 이사장 에베 코지 지음 | 이근아 옮김

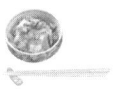

이아소

옮긴이 이근아

한국외국어대학교 대학원 일어일문과를 졸업했다. 출판편집자로 오랫동안 일했고 현재는 전문번역가로 활동 중이다. 옮긴 책으로는 《병 안 걸리고 사는 법》, 《병 안 걸리고 사는 법 2 실천편》, 《아토피 교과서》, 《당뇨병엔 밥 먹지 마라 실천편》, 《당뇨병엔 밥보다 스테이크를 먹어라》, 《병 안 걸리는 식사법》, 《몸 안의 독소를 빼는 쾌변 건강법》, 《당질 제한식 다이어트》, 《음식을 바꾸면 뇌가 바뀐다》, 《지금 있는 암이 사라지는 식사》, 《치매를 산다는 것》, 《상처는 절대 소독하지 마라》 등이 있다.

세계 의학계가 주목하는 당뇨 치료의 혁명
당뇨병엔 밥 먹지 마라

초판 1쇄 발행 2005년 6월 20일
초판 20쇄 발행 2023년 6월 1일

지은이 에베 코지
옮긴이 이근아
펴낸이 명혜정
펴낸곳 도서출판 이아소
디자인 하늘소

등록번호 제311-2004-00014호
등록일자 2004년 4월 22일
주소 04002 서울시 마포구 월드컵북로5나길 18 1012호
전화 (02)337-0446 **팩스** (02)337-0402

책값은 뒤표지에 있습니다.
ISBN 89-955538-6-3 13510

도서출판 이아소는 독자 여러분의 의견을 소중하게 생각합니다.
E-mail: iasobook@gmail.com

여는 글
당뇨병, 주식(主食)을 버려야 낫는다!

최근 의학계에서는 당뇨병의 치료 방침이 크게 바뀌고 있습니다. 공복시의 혈당을 조절하는 것만으로는 불충분하다는 판단 아래 식후 고혈당을 될 수 있는 한 억제하는 것이 중요하다는 추세입니다.

이러한 식후 고혈당이 문제시되고 있는 만큼, 우리는 칼로리 제한(에너지 제한)을 최우선으로 여기는 지금까지의 당뇨병 식사요법(당뇨병식)을 검토할 필요가 있다고 생각하게 되었습니다. 왜냐하면 지금까지의 당뇨병식은 탄수화물이 중심이 되어 있는데, 이것은 당뇨병 환자에게는 좋지 않기 때문입니다.

식후 혈당을 상승시키는 것은 당질뿐이며, 지질이나 단백질은 혈당을 거의 상승시키지 않습니다. 따라서 탄수화물이 많은 기존의 당뇨병식으로는 지금의 의학계가 주목하는 문제인 식후 고혈당을 초래할 수밖에 없습니다.

저희 다카오 병원에서는 1999년부터 원장인 에베 요이치로가 새로운 당뇨병식을 실천해 획기적인 성과를 올리게 되었습니다.

이 치료식의 골자는 될 수 있는 한 당질의 섭취를 억제하는 것입니다. 구체적인 내용으로는 아침과 저녁 식사의 주식을 없애는 것으로, 치료 효과를 더욱 높이기 위해서 하루 세 끼의 주식을 모두 생략하는 경우도 있습니다.

우리는 이러한 새로운 치료식을 '당질제한식' 이라고 부르고 있는데, 이것은 지금까지의 당뇨병식과는 크게 차이가 나지만 서구에서 이미 일반화되고 있는 식사요법의 조류에 따른 것입니다. 이 치료식의 효과는 대단히 크며 효과가 아주 빨리 나타난다는 점이 특징입니다.

다카오 병원에서는 이것을 현재까지 200명 이상의 환자에게 실시했습니다. 이 중에서 20% 정도의 환자는 주식을 먹지 않는다는 점이 기호에 맞지 않아 도중에 탈락했지만, 이 치료식을 제대로 실시한 환자들은 전원 모두 병세가 호전되었습니다.

제가 이 책을 출판하기로 결심한 것은 이렇게 큰 효과를 가진 치료식을 되도록 많은 분들이 알고 실행하기를 바라는 마음 때문입니다.

이 책에는 당질제한식에 대한 소개와 더불어 현재 서구에서 진행되고 있는 당뇨병 식사요법의 변화에 대해서 안내하고 있습니다. 또한 당질제한식의 이론적인 근거에 관한 우리의 생각도 정리해놓았습니다.

이 책은 기본적으로 현재 당뇨병 치료를 받고 있는 분이 대상이므로, 당뇨병 환자라면 누구나 알고 있는 사항에 대해서는 따로 설명을 덧붙이지 않았습니다. 그러나 당질제한식은 당뇨병 치료 중인 분들만이 아니라 당뇨병 예비군으로 불리는 분들께도 매우 효과적입니다.

아직 치료는 받고 있지 않지만 당뇨병이 걱정되는 분들은 당뇨병의 예비지식을 정리해놓은 5장을 참고하시기 바랍니다.

서구에서는 당뇨병과 관련한 식사요법이 많이 변했습니다. 그리고 얼마 안 있어 분명히 우리에게도 그 변화가 찾아올 것입니다.

　당질제한식은 이러한 변화의 최첨단에 자리잡은 치료법으로, 무엇보다 치료식의 기본적인 방식과 내용이 아주 간단하여 누구든지 마음만 먹으면 쉽게 실행에 옮길 수 있습니다. 이러한 새로운 치료식을 부디 많은 분들이 시험해보길 바랍니다.

※ 당질제한식은 실시 직후부터 바로 효과가 나타나므로, 경구 혈당강하제를 먹고 있거나 인슐린 주사를 맞고 있는 분들은 저혈당 발작을 일으킬 가능성이 있습니다. 이런 분들은 반드시 의사와 상담한 후, 가능하다면 입원해서 실시하기 바랍니다. 또한 신장 기능이 나쁜 분들께는 적절하지 않으므로 주의하기 바랍니다.

차례

여는 글
당뇨병, 주식(主食)을 버려야 낫는다!

1장 당뇨병 치료는 칼로리 제한에서 당질 제한으로 바뀐다

기존의 당뇨병 식사요법에는 한계가 있다 • 15
누구나 쉽게 할 수 있는 새로운 식사요법 • 18
당질제한식을 실시한 전원이 극적으로 개선되다 • 22
미국, 유럽 의학계에서도 당질관리를 실천한다 • 27
이대로는 오래 살 수 없다? 당뇨병 치료를 획기적으로 바꾼 UKPDS 연구 • 30
식후 고혈당이 지방의 과다섭취보다 훨씬 위험하다 • 33
새로운 당뇨병 치료의 지표 1 GI(혈당지수) • 36
새로운 당뇨병 치료의 지표 2 GL(혈당부하지수) • 39
당뇨병 환자에겐 GI가 낮은 현미도 위험하다 • 42
가장 탁월한 당뇨병 식사요법 • 44

2장 당뇨병, 밥을 버리면 좋아진다

42가지 데이터가 보여준 뛰어난 치료 효과 • 49
당질제한식으로 혈당치가 265에서 131로 떨어졌다 • 53
당질을 먹지 않으면 췌장은 휴식할 수 있다 • 59
경구 혈당강하제가 필요 없어진다 • 63
인슐린 주사를 맞지 않게 된다 • 66
소주, 위스키라면 어느 정도 마셔도 괜찮다 • 69
당질을 제한하면 몸이 자연스럽게 좋아진다 • 72

3장 당질제한식을 하면 효과적인 이유

이누이트는 당질 없이 몇천 년을 살았다 • 77
인간은 원래 당질제한식을 즐겼다 • 80
우리 몸의 주된 에너지원은 지질이다 • 83
당질을 섭취하지 않으면 대사 전체가 원활해진다 • 87
현대인은 당질을 너무 섭취해서 지방이 연소되기 어렵다 • 90
밥은 꼭 먹어야 한다는 생각을 버려라 • 93
중성지방은 줄어들고, 몸에 좋은 콜레스테롤은 늘어난다 • 98
케톤체 수치의 상승은 이상 현상이 아니다 • 102
약에 의존하지 않는 치료법 • 105
길게 봐도 마이너스는 아니다 • 109

4장 당질제한식으로 좋은 음식, 좋지 않은 음식

당질제한식의 기본 방식 • 115
아침, 점심, 저녁의 당질제한식 • 117
피해야 할 식품 1 전분이 많은 식재료 • 121
피해야 할 식품 2 설탕 등의 감미료와 소스류 • 126
적정량이면 무난한, 중간적인 식품 • 129
술 마실 때 꼭 알아두어야 할 것들 • 132
우유나 청량음료는 안 된다 • 135
간식으로 먹어도 좋은 식품은 견과류와 치즈 • 138
지방분의 섭취방법 • 141
당질제한식이 부적당한 사람 • 144

5장 10명 중 1명이 당뇨병, 나도 예외는 아니다

식후 고혈당은 건강검진으로 알기 어렵다 • 149
당뇨병의 메커니즘과 초기 당뇨병 • 152
대사증후군은 '죽음의 사중주' • 158
갑자기 살이 찌면 각별히 주의하라! • 162
건강프로그램의 체크리스트는 믿을 수 없다 • 166

6장 내 몸을 살리려면 식탁부터 바꿔야 한다

당뇨병 최대의 적인 주식을 버려라 • 173
옛날에는 하루 두 끼가 일반적이었다 • 176
정제된 탄수화물이 당뇨병을 초래한다 • 178
현대인은 췌장을 혹사시키고 있다 • 181
지질대사를 활성화시키는 스님들의 지혜 • 184
최고의 선수일수록 지질대사 능력이 탁월하다 • 187
지방과 당질이 인류의 진화에 미친 영향 • 191
테일러 메이드 식사요법 • 196
당질제한식이 당뇨병 치료의 미래를 바꾼다 • 199

7장 당뇨병을 다스리는 당질제한식 식단

일주일 식단 소개 • 203
월요일 식단 | 화요일 식단 | 수요일 식단 | 목요일 식단
금요일 식단 | 토요일 식단 | 일요일 식단

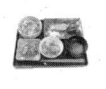

1

당뇨병 치료는 칼로리 제한에서 당질 제한으로 바뀐다

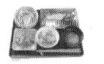

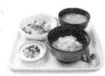

첫 장에서는 당질제한식과 최근 서구에서 일반화되고 있는 당뇨병식의 관계에 대해 이야기한다. 또한 당질제한식의 기본 지식을 소개하고 이 식사법이 서구의 새로운 사고방식에 따른 합리적인 것임을 설명한다.

기존의 당뇨병 식사요법에는
한계가 있다

　일본에서는 아직 당뇨병의 식사요법이 예전에 비해 그다지 변하지 않았지만, 서구에서는 최근 몇 년간 식사요법에 대한 사고방식이 급격히 바뀌고 있다.

　내가 근무하고 있는 다카오 병원에서는 이러한 서구의 식사요법이나 연구 성과를 바탕으로 지금까지와는 근본적으로 다른 식사요법을 도입해 상당히 좋은 성과를 올리고 있다.

　이에 지금까지 우리가 실시해온 새로운 식사요법을 소개하고자 한다.

　당뇨병의 치료는 첫 번째가 식사, 두 번째가 운동, 세 번째와 네 번째를 건너뛰어 다섯 번째가 약이라고 한다. 즉 당뇨병 치료의 중심은 식사요법이라는 뜻이다.

현재 당뇨병 치료를 받고 있는 사람이라면 누구나 알고 있듯이, 당뇨병은 완치할 수 있는 병이 아니라 관리하면서 평생 사귀어 나가야 할 질병이다. 당뇨병을 관리하기 위해서는 생활습관을 재검토할 필요가 있고, 그 중심이 되는 것이 식생활이다.

이 때문에 당뇨병 환자는 매일의 식사를 당뇨병식(糖尿病食)으로 바꾸도록 권유받게 된다. 칼로리 표를 보면서 식사의 칼로리를 계산하고, 육류나 기름기 등을 줄여 지방분을 억제하며, 술도 피할 수밖에 없는 생활로 들어가는 것이다.

이러한 식생활은 실행하는 사람에게는 무척 괴로운 일이다. 나는 당뇨병 치료를 담당하는 의사이지만 동시에 당뇨병 환자이기도 하다. 따라서 이러한 식사를 계속한 경험도 있고, 그 괴로움에 대해서도 잘 알고 있다.

식사할 때마다 애매한 계산을 하는 것도 번거로운 일인 데다, 더 먹고 싶은 것을 참는 데에는 상당한 노력이 필요하다. 게다가 자기가 좋아하는 것을 먹을 수 없다는 것은 넘기 힘든 고통이기까지 하다.

또한 당뇨병 증세가 아직 가벼운 사람이나 경계형인 사람은 이러한 당뇨병식을 못 지켰다고 해서 갑자기 몸에 변화가 생기는 것도 아니므로 더더욱 참기가 어려워진다.

이처럼 지금까지의 당뇨병식에는 아무래도 한계가 있어 결코 완전한 요법이라 할 수 없었다. 이러한 치료식에 변화를 가져온 것이 바로 당질제한식이다.

누구나 쉽게 할 수 있는 새로운 식사요법

다카오 병원에서는 기존의 식사요법으로는 치료하기 어려운 환자들에게 완전히 새로운 관점의 식사요법을 도입해 상당히 큰 성과를 올리고 있다.

이 새로운 식사요법의 기본은 다음의 두 가지이다.

❶ 밥이나 빵 등의 주식과 감자나 고구마처럼 당질이 많은 식품은 거의 섭취하지 않는다.
❷ 육류나 생선류, 튀김류 등 지방분이나 단백질이 많은 식품은 마음껏 먹어도 좋다.

즉 우리의 새로운 식사요법을 간단히 말하자면, 주식을 먹지 않는 대신에 탄수화물을 포함하지 않는 부식을 먹음으로써 당뇨병을 관리하는 것이라고 할 수 있다. 당질을 철저하게 줄이는 데 목적이 있기 때문에 우리는 이 식사요법을 '당질제한식'이라고 부르고 있다.

구체적인 식사 내용에 대해서는 4장에서 자세히 설명하겠지만, 일단 여기서는 이 식사요법의 주요한 특징에 대해서만 소개해두고자 한다.

우선 이 책에서는 '당질'이라는 말이 빈번히 나오는데, 이것은 전분이나 설탕, 포도당 등 일반적으로 탄수화물이라고 부르는 물질을 가리킨다.

당질제한식의 가장 큰 특징은 육류나 생선, 볶음류나 튀김류 등 지금까지의 당뇨병식에서는 칼로리가 높아 바람직하지 않다고 여긴 식품이나 요리를 먹어도 상관없다고 하는 점이다.

식습관은 그 사람의 기호에 크게 좌우되므로, 기존의 당뇨병식에서 피하는 것이 좋다고 여긴 식품을 좋아하는 사람에게는 매우 힘든 일이 될 것이다. 따라서 당질제한식은 무엇보다 이러한 사람들에게 아주 적합한 방식의 치료식이라 할 수 있다.

당질제한식의 또 한 가지 큰 특징은 칼로리 제한을 그다지 엄격하게 하지 않아도 된다는 점으로, 칼로리 표를 한 손에 들고 귀찮은 계산을 하는 번거로움이 사라진다.

이 식사를 실행해보면 알겠지만 당질제한식으로는 만족할 만큼 먹어도 칼로리 섭취량은 별로 많지 않고, 2000kcal 정도만 먹어도 속이 괴로울 정도로 만복감을 느낀다. 따라서 극단적인 대식가가 아닌 이상 먹고 싶은 만큼 먹어도 좋다.

또한 당질제한식에는 종류만 제한한다면 음주도 상관없다는 이점이 있어, 애주가들은 기존의 당뇨병식보다 훨씬 실행하기가 쉬울 것이다.

청주나 맥주, 와인 등의 양조주는 당질이 많으므로 마실 수 없지만, 소주나 위스키 등의 증류주는 당질이 포함되어 있지 않으므로 마셔도 별 지장이 없다. 물론 건강을 해칠 정도의 음주는 곤란하지만 적절한 양이라면 괜찮다.

이처럼 당질제한식은 기존의 당뇨병식과는 식사 내용이 완전히 다르다. 그 이유는 이것이 지금까지의 방법과는 전혀 다른 사고방식으로 치료를 하고 있기 때문이다.

기존의 당뇨병식에서는 총칼로리와 지방의 섭취량에 제한을 두고 저칼로리, 저지방을 기본 방침으로 하고 있는 반면, 당질제한식에서는 칼로리나 지방의 양을 제한하는 것이 아니라, 당질을 제한하는 것을 기본으로 한다. 때문에 먹어도 괜찮은 음식의 종류나 양도 지금까지와는 완전히 달라지는 것이다.

당질제한식에서는 지금까지 당뇨병 환자에게 금지한 음식을 먹어도 괜찮다. 따라서 지금까지의 치료식에 좌절한 사람이나 그것을 고통스럽게 여기고 있는 사람들에게는 반가운 일이 아닐 수 없다.

당질제한식을 실시한 전원이
극적으로 개선되다

기존의 당뇨병식과 당질제한식의 내용을 섭취 칼로리 비율로 비교해보았다.

- 기존의 당뇨병식 : 당질 55~60%, 지질 20~25%, 단백질 15~20%
- 당질제한식 : 당질 35% 전후, 지질 40% 전후, 단백질 25% 전후
    (아침, 저녁 식사에서만 주식을 뺐을 경우)

이와 같이 당질제한식은 총칼로리의 절반 정도를 지질로 섭취하는 대신, 당질을 될 수 있는 한 억제하는 식사요법이다. 이에 비해 기존의 당뇨병식에서는 총칼로리의 절반 이상을 당질로 섭취하고 지질을 줄이도록 하고 있다. 다시 말해 이 두 가지는 칼로리 비교 면

에서 완전히 뒤집은 방식을 취하고 있는 것이다.

지금까지의 사고방식에 익숙해져 있는 사람에게는 '지금까지와는 정반대의 방법으로 정말 당뇨병이 개선되나요?'라는 의문이 생길지도 모르겠다. 하지만 실제로 치료 효과를 비교해보면, 당질제한식은 기존의 당뇨병식보다도 훨씬 빠르고 큰 효과를 보이고 있다.

다카오 병원에서 당질제한식을 실시한 당뇨 입원환자는 이미 100여 명에 가까운데, 이들 전원이 모두 극적인 개선을 보여주고 있다. 이것을 실시한 다음날부터 하루 요당(尿糖)이 6분의 1 이하로 떨어졌다. 혈당치도 100mg/dl이나 내려가는 등 놀라울 정도의 효과가 나타난 것이다. 그리고 퇴원 이후에도 이 방법을 지속함으로써 당뇨병의 증세를 아주 양호한 상태로 유지하고 있다.

또한 당질제한식을 하면 약물에 의존하지 않게 되는데, 우선 경구 혈당강하제(먹는 당뇨병 약)인 유글루콘(Euglucon) 등의 복용을 중지할 수 있다. 우리가 당질제한식을 도입한 당시에는 경험이 부족해서 경구 혈당강하제를 사용했지만, 현재는 환자가 이것을 시작함과 동시에 이러한 약물의 사용을 중지시키고 있다.

또한 인슐린 주사의 사용량도 눈에 띄게 줄일 수 있고, 더 나아가 소수이기는 하지만 인슐린 주사를 중지한 사람도 있다.

당뇨병이 진행되어서 경구 혈당강하제나 인슐린을 상용하고 있는 사람이 이러한 약물을 중지하게 된다는 것은 기존의 식사요법으로는 거의 불가능한 일이다.

주식을 먹지 않는다는 것은 상식적으로 생각해볼 때 상당히 편중된 식사법이다. 때문에 효과가 아무리 크다고 해도 갑자기 믿기는 어려울 것이다.

그러나 당뇨병의 본질을 생각해 본다면, 당질의 섭취를 제한하는 방법은 아주 합리적이고 어쩌면 당연한 것이다. 이에 대한 자세한 메커니즘은 3장에서 자세히 설명할 것이므로, 여기서는 가장 중요한 한 가지만 지적해두고자 한다.

단적으로 말해 당뇨병은 혈당치가 아주 높아지는 병이다. 따라서 혈당치를 상승시키는 것은 거의 당질(탄수화물)뿐이라고 해도 좋을 것이다. 단백질이나 지방도 당질로 변환되지만 그 속도가 아주 늦어 혈당치를 높이는 요인으로는 그다지 문제되지 않는다(그림1, 그림2 참조). 따라서 식사로 당질을 섭취하지 않으면 혈당치가 올라가지 않는 것은 당연하다.

당뇨병의 근본 원인이 되는 것은 인슐린의 기능 저하로 인한 당질대사의 이상으로, 이것은 인슐린이 말초조직의 세포에서 제대로 작용할 수 없게 되거나, 췌장이 피폐해져서 인슐린의 분비가 정상적으로 이루어지지 않는 데에 원인이 있다.

그런데 당질을 섭취하지 않으면 혈당치는 조금밖에 올라가지 않

그림 1 영양소가 혈당으로 바뀌는 비율

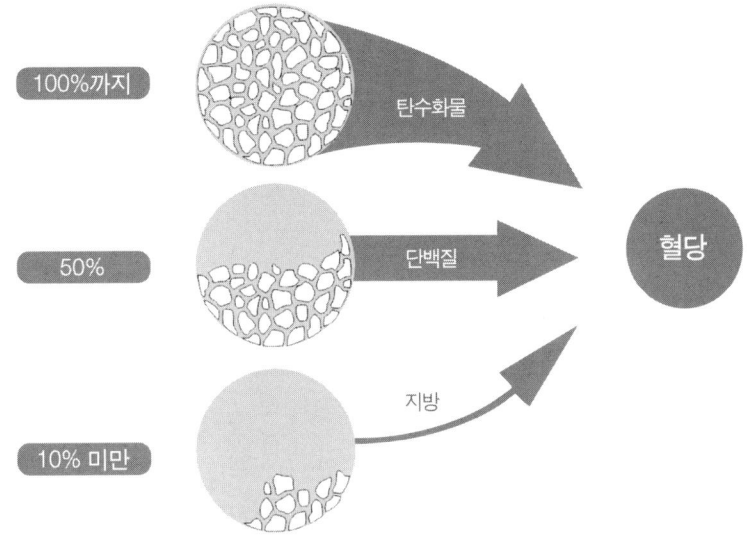

그림 2 영양소가 혈당으로 바뀌는 속도

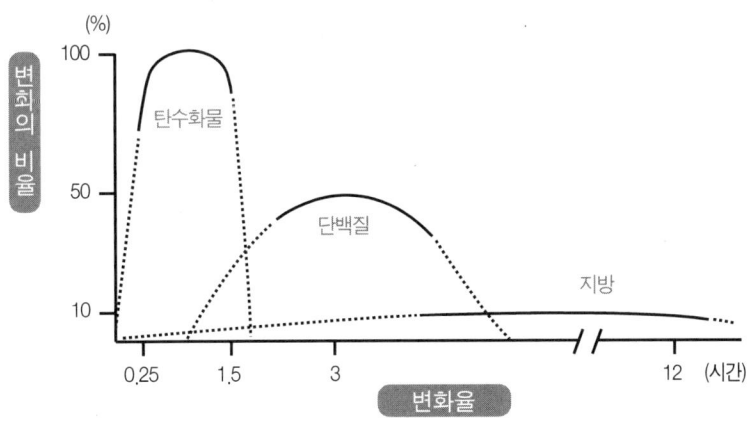

※ 출전(그림1, 2 모두) : 《당뇨병 교실 퍼펙트 가이드》(2001, 의치약출판)

게 되므로, 인슐린을 추가로 분비할 필요가 거의 없어지고, 인슐린을 필요로 하지 않게 되므로 부작용이라는 문제도 일어날 리가 없는 것이다. 따라서 당질을 섭취하지 않으면 피폐해진 췌장이 휴식하고 회복할 수 있는 기회를 갖게 된다.

이처럼 당질을 제한하는 식사요법은 언뜻 보면 비상식적인 것 같지만 실제로는 합리적이다.

현재 일본에서 당뇨병 치료를 위해 당질을 줄인다는 관점으로 식사요법을 실시하고 있는 곳은 다카오 병원을 제외하면 거의 없는 실정이다. 하지만 당질제한식은 이단의 요법이 아니라 서구에서는 오히려 상식이 되고 있는 식사요법이다.

미국, 유럽 의학계에서도
당질관리를 실천한다

서구에서도 당뇨병의 치료식을 칼로리 제한과 저지방식 중심으로 보던 시대가 있었다. 그러나 현재는 유럽이나 미국에서도 사정이 변하고 있다.

유럽에서는 지방보다 당질의 과다섭취야말로 위험하다는 사고방식이 퍼지고 있다. 여전히 기존의 식사요법도 존재하지만 이와 함께 '당질관리식'이라는 방법도 정착되고 있는 것이다.

당질관리식이라는 것은 빵이나 파스타 같은 주식을 조금씩 먹어 식사에 포함된 당질을 되도록 줄이는 식사요법이다. 이것은 다카오 병원의 당질제한식만큼 철저하지는 않지만 당질을 줄이는 것이 치료 효과로 이어진다고 생각하는 점에서는 같다고 볼 수 있다.

또한 최근 들어 미국에서도 식사요법이 급속히 변하고 있다. 그

계기가 된 것은 1993년에 발표된 DCCT(Diabetes Control and Complications Trial)라는 연구이다. 이것은 제1형 당뇨병에 관한 아주 중요한 연구조사이다.

참고로 당뇨병은 크게 제1형 당뇨병과 제2형 당뇨병으로 나눌 수 있다. 1형은 주로 자기면역질환에 의해 췌장의 인슐린 분비가 감소하거나 소실하는 유형이고, 2형은 식생활 등의 일상습관에 의해 인슐린이 제대로 작용하지 못하는 유형이다. 이 중에서 압도적으로 많은 당뇨병은 2형으로, 특히 일본인의 경우 95% 이상(한국인의 경우도 95~99%로 비슷함-옮긴이)이 제2형 당뇨병이다. 이처럼 1형과 2형은 그 타입이 다르지만 식사요법의 효과에 관해서는 같다고 봐도 좋다.

그러면 다시 DCCT 이야기로 돌아가보자. 제1형 당뇨병에 대한 연구인 DCCT에서는 당질관리식의 효과가 입증되었다. 이것을 계기로 미국에서도 식사요법이 변하게 되어, 지금까지와 같은 칼로리 제한과 저지방 식사와 더불어 당질관리식도 보편화되기 시작했다.

뿐만 아니라 2002년에는 미국 당뇨병협회의 가이드라인이 바뀌게 되었다. 기존의 당뇨병식에 당질관리식, 그리고 올리브유 등을 많이 사용하는 '지중해형 식사'가 정식으로 당뇨병 치료식으로 추천된 것이다. 이후 미국의 당뇨병 환자들은 이들 중에서 자신에게 맞는 식사를 스스로 선택하게 되었다.

지중해형 식사의 경우 총칼로리의 60~70%를 당질과 지질로 섭취하게 된다. 이 중 절반을 지질로 섭취한다면 당질은 30~35%가 되는데, 지금까지의 당뇨병식이 총칼로리의 50% 이상을 당질로 섭취하는 것에 비해 당질이 상당량 줄어든 것이라 할 수 있다.

이 지중해식에 관해서는 2003년 미국의 의학 전문지《뉴잉글랜드 저널 오브 메디슨》에 획기적인 연구가 발표되어 있다. 2만 명이 넘는 그리스인의 식생활을 5년간 추적 조사한 결과, 지중해형 식사를 한 그룹이 다른 식습관을 한 그룹에 비해 심장병에 의한 사망률이 30%나 낮다는 사실을 알게 되었다.

이처럼 미국에서도 이전과 같이 칼로리 제한과 저지방에 중점을 둔 한 가지 패턴의 식사요법은 사라지게 된 것이다.

서구의 식사요법은 확실히 '칼로리 제한과 저지방에서 당질 제한으로'라는 방향으로 움직이고 있다. 이것은 서구에서 당뇨병에 관한 연구가 우리보다 많이 진행되어왔고, 그 결과 인식이 크게 바뀌고 있는 양상을 단적으로 보여준다.

이대로는 오래 살 수 없다?
당뇨병 치료를 획기적으로 바꾼 UKPDS 연구

21세기에 들어온 후 선진국에서는 당뇨병이 계속 늘어나고 있고, 일본에서도 현재 40대 이상의 사람 중 10%는 당뇨병 또는 그 예비군이라고 한다(우리나라의 경우도 국민 10명 중 1명이 당뇨병이 있다).

당뇨병이 늘어난 뒤부터 선진국에서는 비만의 증가가 문제시되기 시작했다. 누구나 알고 있듯이 당뇨병과 비만은 밀접한 관계가 있으므로 이것은 당연한 일일 것이다. 이러한 흐름에서 당뇨병의 원인으로 제일 먼저 꼽히는 것은 칼로리 과다섭취와 지방 과다였다.

그런데 최근 서구에서 당뇨병에 관한 연구가 진행되면서 지금까지의 당뇨병식에 의문이 일게 되었다. 그 중에서도 가장 큰 의문은 저지방식의 효과에 대한 것이다.

당뇨병이 무서운 것은 병이 진행되면 합병증의 하나인 혈관성 질병이 발생하기 쉽다는 점이다. 그런데 기존의 저지방식을 계속해도 이러한 질병이 예방되지 않는 것은 아닌가라고 생각하는 연구자가 늘어난 것이다.

그리고 1998년에 당뇨병 연구로서는 결정적인 것이 영국에서 발표되어, 서구의 당뇨병 치료를 크게 바꾸는 전환점이 되었다. 이 연구는 UKPDS(United Kingdom Prospective Diabetes Study)라고 불리는데, 제2형 당뇨병 환자 4209명을 10년 동안 꾸준히 추적 조사한 것이다.

이것은 당뇨병의 연구조사로서는 역사상 최대 규모의 것으로, 그 연구 결과는 세계 당뇨병 연구자들로부터 가장 권위 있는 것으로 인정받고 있다.

연구 결과는 서구의 당뇨병 치료에 몇 가지 커다란 영향을 미치게 되었는데, 그 중에서도 특히 주목할 만한 것은 다음의 사실이었다.

> 공복시 혈당 108mg/dl 이하를 목표로 해서 인슐린 주사나 SU제(유글루콘 등과 같은 경구 혈당강하제)로 강화치료를 한 그룹과 일반적인 관리밖에 하지 않은 그룹을 비교했을 때, 세소(細小)혈관성 합병증에 대해서는 강화치료 그룹이 위험성이 적었지만, 대혈관성 합병증에 대해서는 병에 걸리는 확률이나 사망률에서 둘 다 차이가 없었다.

좀더 쉬운 이해를 위해 보충설명을 하자면, 공복시 혈당을 낮게 조절하는 것은 지금까지 당뇨병 치료의 지표가 되는 것이었다. 따라서 이 UKPDS 연구에서는 기존 방식의 치료를 철저히 한 그룹과 그렇지 않은 그룹으로 나누어 합병증이 일어나기 쉬운 정도를 비교한 것이다.

세소혈관성 합병증에는 당뇨병성 신증(당뇨병이 오래 되면 신장에 있는 사구체에 손상이 오고 혈액 내의 단백질이 빠져나가는 증상 -옮긴이)이나 당뇨병성 망막염 등이 있고, 대혈관성 합병증에는 뇌경색이나 심근경색 등이 있다. 당뇨병 환자의 대표적인 합병증은 신증이나 망막증이지만, 가장 무서운 것은 치사율이 높은 뇌경색이나 심근경색일 것이다.

이상의 설명을 정리해서 단적으로 말하면, 기존의 당뇨병 치료로는 신증에 걸리거나 실명하는 위험은 줄어들지만 뇌경색이나 심근경색으로 죽는 위험을 줄일 수는 없다는 점이다.

즉 이 연구는 공복시 혈당을 낮춘다는 기존의 치료방침으로는 당뇨병 환자가 가장 무서워하는 합병증에 의한 사망을 조금도 줄이지 못한다는 사실을 입증한 것이다. 이것은 지금까지의 당뇨병 치료의 한계를 증명한 것이며, 패배 선언이라고도 말할 수 있다.

1998년에 이 연구 결과가 발표된 이후 서구의 당뇨병 치료가 크게 바뀌게 된 것도 당연한 일인 것이다.

식후 고혈당이 지방의 과다섭취보다 훨씬 위험하다

 기존의 당뇨병 치료의 한계란 다시 말하면 지금까지의 식사요법의 한계이기도 하다. 따라서 서구의 의학계에서는 현재와 같은 칼로리 제한과 저지방을 지침으로 하는 식사에 대해 의문의 목소리가 점점 높아지게 되었다.
 2000년 전후부터 미국의 순환기질환학회 등이 저지방식으로는 심근경색이 줄지 않는다는 지적을 하기 시작하면서, 당질이 많은 식사를 섭취하고 있는 사람에게 오히려 심근경색이 많다는 연구결과가 나오게 되었다. 이것보다 조금 늦기는 했지만 미국의 당뇨병학회에서도 이것을 인정하는 연구가 조금씩 나오고 있다.
 즉 총칼로리의 절반 이상을 당질로 섭취하는 기존의 당뇨병식은 심근경색 등의 대혈관성 질병에 나쁘다고 인식되기 시작한 것이다.

그러면 왜 당질이 많은 식사가 심근경색 등에 악영향을 끼치는 것일까?

기존의 당뇨병 치료의 한계가 명확히 밝혀진 후 주목받게 된 것이 식후 고혈당이다. 식후 고혈당과 혈관의 손상은 다음과 같은 관계가 있다.

혈당치가 200mg/dl을 넘으면 혈관 내피에 상처가 생기는데, 특히 220을 넘으면 그 즉시 혈관 내피의 손상이 증가한다. 때문에 혈당치가 200을 넘는 시간이 길수록 혈관성 합병증의 위험이 높아져 심근경색 등이 일어나기 쉽다.

그리고 '당독'(糖毒, glucose toxicity)이라는 말이 있는 것처럼 고혈당 자체가 유해하다고도 할 수 있다.

제2형 당뇨병에서는 고혈당의 지속 그 자체가 인슐린 분비를 억제하고 인슐린 저항성(인슐린이 충분히 있어도 포도당을 세포로 운반하는 기능을 제대로 못하는 경우-옮긴이)을 증대시키므로 더더욱 고혈당이 되는 악순환을 초래한다. 이러한 것이 왜 일어나는지 아직 밝혀지지는 않았지만, 고혈당에 의한 이 악순환을 당독이라고 부른다.

이처럼 인체에 있어서 고혈당은 그 자체로 건강에 좋지 않다. 그런데 당질이 많은 음식을 섭취하면 혈당치는 올라가게 되어 있고, 특히 당뇨병 환자의 경우는 혈당치의 상승이 더욱 눈에 띄게 나타난다. 예를 들어 당뇨병 환자가 곡류를 섭취하면 200mg/dl을 가볍게 넘겨버린다.

따라서 당질이 많은 식사를 하면 식후 고혈당이 되고, 이것이 혈당치 200을 넘는 동안은 계속 혈관을 상처 입히는 것이라고 보면 된다.

반대로 기존의 당뇨병 치료법에서 공격의 대상이 되었던 지방을 많이 포함한 식사의 경우, 식후 혈당은 거의 올라가지 않으므로 혈관 내피의 상해는 일어나지 않는다.

즉 식후 고혈당이 심근경색 등의 대혈관성 합병증의 위험을 높이고 있으므로, 주의해야 할 것은 이러한 합병증을 일으키는 당질이지 지방의 과다섭취는 아니라는 점이다.

이러한 당뇨병의 새로운 사고방식으로 보면, 기존의 당뇨병식과 같이 당질이 많은 식사는 매끼마다 고혈당을 일으키게 되므로, 혈관을 매일 상처 입히고 있다고 해도 과언이 아니다. 따라서 서구에서는 지금까지의 칼로리 제한이나 저지방식보다 당질제한이 식사요법의 열쇠라고 판단하는 의사가 늘어나고 있다.

새로운 당뇨병 치료의 지표 1
GI(혈당지수)

최근 서구에서는 칼로리나 지방의 과다섭취보다 당질이 위험하다고 생각하는 의사가 늘어나고 있다.

그들은 당질의 양에 주목해서 치료를 실시하고 있다. 식후 혈당이 높아지기 쉬운 음식을 되도록 줄인 식사요법을 시행하거나, 식후 혈당이 높아지기 쉬운 음식을 먹었을 때는 그 정도에 따라 혈당치를 낮추는 약을 처방함으로써 식후 혈당이 올라가지 않도록 조절하는 것이다.

그런데 이와 같은 치료를 시행하기 위해서는 단순히 식품에 포함되어 있는 당질의 양을 파악하는 것만으로는 부족하다. 왜냐하면 한마디로 당질이라고는 해도 인체에 소화, 흡수되는 속도가 식품마다 달라, 혈당치가 높아지는 정도도 식품에 따라 달라지기 때문이다.

이때 중요한 기준이 되는 것이 GI(Glycemic Index, 혈당지수)이다. 이것은 혈당상승 반응속도라고도 불리는데, 각 식품에 포함되어 있는 당질에 어느 정도 혈당을 상승시키는 성질이 있는 것인지를 숫자로 나타낸 것이다.

GI를 산출할 때의 기본 방식은 혈당치가 올라가기 가장 쉬운 포도당(흰 빵)을 기준으로 해서, 이것을 50g 섭취했을 때와 비교해 당질 50g을 포함한 특정 식품을 섭취했을 때 혈당치가 어느 정도 올라가는지를 백분율로 표시한 것이다(계산식은 그림 3 참조).

이렇게 해서 얻은 GI의 수치가 높을수록 그 식품의 당질이 혈당을 높이는 위험성이 높다는 의미이다. 위험성의 정도를 분류한다면, GI 70 이상은 높고, GI 69~56은 중간, GI 55 이하는 낮다고 할 수 있다.

GI는 연구자들마다 아직 조금씩 다르기는 하지만, GI 수치의 예를 들어보면 흰 빵은 100, 흰 쌀은 70 정도로 높고, 유제품은 35, 콩류는 15 정도로 낮다.

그림 3 GI 산출방법

$$GI = \frac{\text{당질 50g을 함유한 식품섭취 후 두 시간까지의 혈당곡선 밑면적}}{\text{당질 50g을 함유한 기준식(흰 빵) 섭취 후 두 시간까지의 혈당곡선 밑면적}} \times 100$$

또한 같은 쌀이라도 70인 흰 쌀에 비해 현미는 50으로 낮다. 일반적으로 같은 원재료의 식품이라도 정제하면 GI가 높아지는 경향이 있다.

이와 같이 식품들의 GI를 파악해두면 매끼 식사에 식후 당뇨를 높이는 위험이 어느 정도 있는지 알기 쉬워진다.

GI가 높은 식품을 섭취하면 혈당이 상승하기 쉬워져 췌장은 인슐린을 쓸데없이 많이 분비하게 되므로, 당뇨병 환자는 더욱 부담을 느끼게 된다. 따라서 당뇨병의 식사요법으로서는 되도록 GI가 낮은 음식을 먹는 편이 바람직하다고 할 수 있다.

서구에서는 GI 지표를 당뇨병 치료에 사용하는 것이 이미 상식이 되어 있다.

새로운 당뇨병 치료의 지표 2
GL(혈당부하지수)

GI와 함께 지금 서구에서 당뇨병 치료에 사용되고 있는 지표가 한 가지 더 있다. 그것은 GL(Glycemic Load, 혈당부하지수)이라고 하는데, 그 산출방법은 다음과 같다.

GL = (한 사람 분량의 음식에 포함된 당질의 g) × (그 음식의 GI) ÷ 100

여기서 산출된 GL이 20 이상이면 혈당부하 정도가 높다, 19~11은 중간 정도, 10 이하는 낮다고 평가한다.

 GI가 식품의 당질에 어느 정도 혈당치를 높이는 성질이 있는지를 나타내는 지표라면, GL은 식사에서 섭취한 식품의 분량을 고려해 실제로 그 식품에 의해 어느 정도 혈당치가 높아졌는지를 나타내는 지표라고 할 수 있다.

　GI와 GL은 둘 다 특정 식품이 혈당치를 높이기 쉬운지 아닌지를 알기 위한 기준이다. 일반적으로 말해서 GI가 높은 식품이 GL도 높은 경우가 많으며, 어느 쪽의 수치를 사용해도 나오는 결과는 거의 대부분의 경우 같다.

　하지만 이 중에는 예외도 있어 GI가 높아도 GL이 낮은 식품도 있다. 그 좋은 예가 수박이다. 수박의 GI는 72로 높지만, 수박에 포함되어 있는 당질의 비율은 극단적으로 낮고 거의 대부분이 수분이다. 한 사람이 먹는 수박의 분량을 120g이라고 한다면, 여기에 포함된 당질은 겨우 6g에 불과하다. 따라서 수박의 GL을 계산해보면 4.32(6×72÷100)이다.

　이처럼 수박은 GI가 72로 높지만 GL은 약 4로 아주 낮다. 이러한 식품은 거의 드물어 수박은 특수한 예가 되겠지만, 식품의 GI와 GL의 평가가 반드시 일치하는 것은 아니라는 사실을 기억해두자.

　당뇨병의 식사요법 지표로서 식후 혈당치를 올리는 위험을 파악하는 데에는, GI보다 GL이 훨씬 직접적이고 알기 쉽다고 할 수 있다. 이에 따라 최근 서구에서는 당뇨병 치료 현장이나 연구에서 GI보다 GL을 사용하는 경우가 많아지고 있다.

　GI와 GL은 유럽에서는 이미 일반화되고 있으며, 미국에서도 최근 3~4년 동안 급속히 퍼지고 있다. 하지만 유감스럽게도 일본의 치료 현장에서는 아직 GI나 GL이 그다지 알려져 있지 않은 실정이다.

세계의 당뇨병 치료에 대한 인식은 확실히 변하고 있다. 일본에도 GI나 GL을 기본으로 식후 혈당에 주목하는 치료로 바뀌는 시기가 반드시 올 것이다.

이 책에서도 GI라는 말을 자주 사용하고 있으므로 이번 기회에 꼭 기억해두기 바란다.

당뇨병 환자에겐
GI가 낮은 현미도 위험하다

GI와 GL은 앞으로의 당뇨병 치료를 생각할 때 빠뜨릴 수 없는 지표지만, 이것과 관련해서 꼭 기억해야 할 사실이 한 가지 더 있다.

그것은 당뇨병 환자에게 있어 GI 수치조차 적용할 수 없는 경우가 있다는 것이다. 당뇨병이 발병된 후 이미 어느 정도의 기간이 경과된 사람의 경우, GI가 낮은 식품을 섭취해도 식후 고혈당을 일으키는 일이 있다.

예를 들어 현미밥은 GI가 50으로 낮아 보통은 식후 고혈당이 되기 어려운 식품이다. 정상적인 사람의 경우라면 현미를 한 끼 식사에서 180g 먹어도 식후 혈당이 140mg/dl을 넘는 일은 없다. 하지만 당뇨병 환자가 현미를 같은 양 먹으면 200~400이라는 높은 레벨의 식후 고혈당을 일으키고 만다. 이 혈당치는 혈관 내피에 확실하게 상해를 일으키는 수치이다.

이것은 우리가 지금까지 당뇨병 치료를 해오면서 몇 번이나 확인한 엄연한 사실이다.

예를 들어 당뇨병 환자인 내가 현미밥을 한 공기 먹으면 두 시간 후 식후 혈당이 260 전후가 된다. GI가 낮은 현미조차 당뇨병 환자에게는 위험한 수준까지 혈당치를 높이는 식품인 것이다.

다카오 병원에서는 한때 현미채식을 중심으로 한 식사요법을 실시했는데, 이때 메뉴로 사용된 식품의 GI는 낮았다. 하지만 환자들의 식후 두 시간 혈당치를 측정해보면 상당히 높은 값을 나타냈다.

즉 어느 정도 진행된 당뇨병의 경우 GI 수치는 그다지 의지가 되지 않고, 당질을 많이 포함한 식품의 대부분은 GI가 낮더라도 위험하다는 사실을 알게 되었다.

GI라는 수치는 정상적인 사람을 기준으로 해서 혈당치가 올라가기 쉬운 정도를 나타낸 것이다. 따라서 증상이 진행되고 있는 당뇨병 환자에게는 반드시 그대로 적용되는 수치는 아니었던 것이다.

우리가 주식을 포함해서 당질이 많은 혹은 있는 식품 그 자체를 엄격하게 제한하는 식사요법을 시작한 데에는 이러한 이유가 있었기 때문이다.

가장 탁월한 당뇨병 식사요법

현재 다카오 병원에서 시행하고 있는 당질제한식은 서구에서 실시되고 있는 당질관리식과 사고방식 면에서는 같지만, 이것을 더욱 철저히 현실화시킨 것이다.

당질관리식의 경우 그 양이 적다고는 하지만 매끼 식사에서 주식을 먹는다. 하지만 당질제한식의 경우 아침과 저녁 식사 때는 주식을 전혀 먹지 않는다. 물론 부식에도 감자류나 일부 야채처럼 당질이 많은 식품은 전부 제외시킨다.

점심식사에서만은 현미를 가볍게 한 공기 정도 먹고 있는데, 치료 효과를 더욱 높이고 싶을 때는 점심식사를 포함한 세 끼 모두 주식을 생략한 식사를 하는 경우도 있다.

이 식사법은 태고의 조몬인(일본에서 조몬 토기[繩文土器]를 가진 문화 시대에 살았던 사람들로, 대략 신석기 시대로 추정—옮긴이)의 식생활과 유사해 우리는 '신조몬 당뇨식'이라고 부르기도 한다. 인체의 대사에 관한 메커니즘을 생각할 때 조몬 시대의 식사가 현대보다 훨씬 자연스럽고 건강에 좋을지도 모른다는 생각에서 그렇게 부르게 된 것이다.

 이 식사요법을 시작으로 본격적인 당뇨병 치료의 길로 들어선 다카오 병원은 입원 설비가 갖추어진 병원으로서는 세계에서 유일하게 이 요법을 실시하고 있는 셈이다.

 지금까지 소개한 바와 같이 서구에서는 칼로리 제한과 저지방식으로 공복시 혈당을 조절하는 방법에서 당질을 억제해 식후 고혈당을 일으키는 위험요소를 줄이는 방법으로 치료의 중심이 이동하고 있다.

 당질제한식은 이러한 사고방식에 따른 것으로, 식후 고혈당의 위험이 눈에 띄게 낮아진다. 따라서 이 식사요법을 실시하면 그날부터 혈당치는 극적으로 개선된다.

 당질의 섭취를 관리해서 식후 고혈당을 피한다는 방식은 세계적인 당뇨병 치료의 흐름이지만, 당질제한식은 그 중에서도 가장 선진적인 방식이라 할 수 있는 것이다.

 다음 장에서는 우리가 지금까지 실시해온 당질제한식의 상황과 그 효과에 대해 자세히 소개하고자 한다.

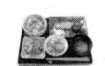

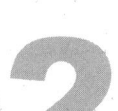

2

당뇨병, 밥을 버리면 좋아진다

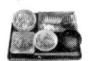

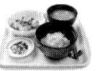

이 장에서는 다카오 병원에서 당질제한식을 실시한 실례를 소개하고 있다. 환자들의 데이터를 바탕으로 이 치료법이 어느 정도 효과를 올렸는지 구체적으로 살펴본다. 이로써 당질제한식의 효과가 어느 정도 크고 그 속도는 얼마나 빠른지가 명확해질 것이다.

42가지 데이터가 보여준
뛰어난 치료 효과

"당뇨병식에 의한 식사요법을 지속하기가 너무나 어렵다."
"제대로 당뇨병식을 실시하고 있는데도 혈당 조절이 안 된다."

당뇨병을 진료하고 있는 다른 의료기관과 마찬가지로 다카오 병원에서도 이와 같은 환자가 늘어나고 있다. 이러한 환자에게 권유하고 있는 것이 바로 당질제한식이다.

당질제한식을 시작할 때에는 원칙적으로 우선 환자를 입원시켜 그 기간 동안 이것을 실시하면서, 환자가 이 식사법에 대해 제대로 이해할 수 있도록 일련의 교육도 병행하고 있다(교육 입원). 당질제한식이라는 것은 주식을 거의 먹지 않는 변칙적인 식사법이므로 환자의 이해를 충분히 얻지 않으면 지속할 수 없다. 이 때문에 이러한 원칙을 세운 것이다.

이러한 경우로 입원한 환자들에게 당질제한식을 실시한 결과 거의 예외 없이 당뇨병이 개선되었다. 뿐만 아니라 퇴원 후에도 80% 정도의 환자가 당질제한식을 지속하고 있는데, 그 대다수가 혈당치에서 호조를 보이고 있다. 이것을 실제 치료 데이터로 살펴보자.

지금까지 다카오 병원에서 당질제한식을 실시해 당뇨병이 개선된 환자는 입원과 외래를 합쳐 200명 이상이다. 이 중 2001년부터 2003년까지 입원해서 당질제한식 치료를 실시한 환자는 50명으로, 성별은 남성이 27명, 여성이 23명이다. 연령은 26세부터 76세까지로, 평균 58.3세, 즉 50대가 24명으로 가장 많다. 이 50명 중에서 경과를 제대로 추적할 수 있는 사람이 42명으로, 그 결과의 일부를 논문으로 정리해서 2004년 6월 교토 의학회 잡지(제51권 제1호)에 발표했다. 지금부터 이 논문에 소개한 예를 토대로 이 식사요법의 효과가 어떤 것인지를 설명하고자 한다.

먼저 경과를 추적할 수 있었던 42명 전원에 대해 글리코헤모글로빈 수치(이하 HbA1c로 표기)의 결과를 정리한 그림 4를 살펴보자.

우선 최근의 HbA1c로 보면 전체의 90%에 가까운 37명이 개선되고 있다. 게다가 이 중에서 정상수치인 6.5% 이하가 22명으로, 이것은 전체의 과반수에 해당한다.

그림 4 치료 전후의 HbA1c 변화

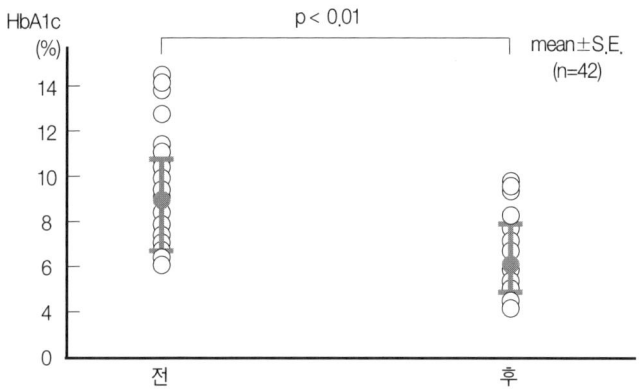

또한 42명의 평균수치로 보면 입원한 시점에는 9.1%였던 것이 최근의 데이터에서는 7.2%로 대폭 개선되었다. 이 중 입원할 당시에 경구 혈당강하제를 복용하거나 인슐린 주사를 맞고 있었던 사람들에게는 이것들을 감량 또는 중지하게 되어 당뇨병 치료약의 사용도 줄인 결과를 보여주었다.

당뇨병 치료에 있어서 식사요법의 변화만으로 HbA1c 수치가 이렇게 높은 비율로 현저하게 개선된 것은 거의 드문 일로, 이것은 당뇨병 치료에 종사하는 의료 관계자나 현재 당뇨병 치료를 받고 있는 사람이라면 놀라지 않을 수 없을 것이다.

토야마 의약대학 제1내과의 고바야시 교수가 2003년에 실시한 전국조사에서는 인슐린 주사나 경구 혈당강하제, 칼로리 제한을 하고 있는 약 5400명의 환자 중에서 HbA1c가 6.5% 이하인 사람은 30%에 불과한 것으로 보고되어 있다.

이것을 기준으로 볼 때 이 데이터는 당질제한식의 치료 효과가 얼마나 높은지를 나타내는 것이라 할 수 있다.

그러면 환자 한 사람, 한 사람의 치료를 살펴보면서 당질제한식의 치료 효과에 대해 좀더 구체적으로 살펴보자.

당질제한식으로
혈당치가 265에서 131로 떨어졌다

먼저 소개하고 싶은 것은 당시 50세였던 어느 남성 환자의 예이다(병례 1).

이것은 내가 당질제한식을 처음으로 도입한 경우로, 이 환자는 입원할 당시에 기존의 당뇨병식을 실시하고 있었다. 하지만 경과가 전혀 좋아지지 않자 당질제한식을 시험해보게 되었다. 그 결과는 너무나 놀라웠는데, 일단 입원할 당시의 상황부터 순서대로 경과를 짚어보기로 하자(표 1, 표 2 참조).

이 환자의 경우 입원하기 1년 전 회사에서 받은 건강검진에서 공복시 혈당치가 135mg/dl이었다. 그런데 치료를 받지 않고 그대로 방치해둔 결과 입원한 해 4월에는 수시 혈당치가 400mg/dl, 그해 9월에는 560mg/dl으로 악화되었고, HbA1c는 14.5%나 되었다. 이

표 1 병례 1의 혈당치 하루 변동과 일일 요당

	혈당치 (mg / dl)							일일 요당 (g/일)
	아침식사 전	아침식사 후	점심식사 전	점심식사 후	저녁식사 전	점심식사 후	자기 전	
9월 6일	265	422	419	424	361	415	379	98.9
9월 13일	208	382	369	455	309	368	304	55.4
9월 20일	180	174	147	329	159	143	129	3.2
9월 27일	131	149	117	324	103	122	111	2.4

표 2 병례 1의 경과표

	수시혈당치 (mg/dl)	HbA1c (%)	케톤체 (μmol/l)	TC (mg/dl)	TG (mg/dl)	UA (mg/dl)
01년 9월 4일	560	14.5	29	214	215	3.5
10월 2일	129	11.8	513	205	168	7.2
10월 29일	153	8.4	327	225	106	6.6
11월 26일	148	6.7	73	208	143	6.6
12월 17일	118	6.2	41	223	141	6.7
02년 1월 28일	121	6.1	65	251	316	7.2
3월 4일	139	5.8	75	241	365	6.4
5월 27일	119	6.2	68	214	180	6.8
8월 19일	139	6.1	26	232	126	6.8
11월 26일	164	6.1	36	200	144	7.0
03년 3월 11일	246	10.3	39	235	154	5.1
4월 7일	163	9.2	108	239	255	6.9
6월 30일	187	6.6	182	212	187	7.1
10월 28일	96	6.2	82	211	92	6.0
04년 5월 25일	141	6.6	32	230	215	5.8

처럼 당뇨병 증세가 급격히 악화되어 결국 입원하게 된 것이다.

입원한 후에는 일단 기존의 당뇨병식을 열흘 동안 계속했다. 현미채식을 중심으로 한 것으로, 일일 총칼로리는 1600kcal, 그 중 당질과 지질의 비율은 각각 60, 20%로, 칼로리 제한과 저지방식이라는 기존의 기준에 따른 아주 표준적인 당뇨병식이었다. 그리고 이 환자의 경우는 입원 중에 인슐린이나 경구 혈당강하제 등의 약제는 사용하지 않았다.

그런데 이와 같은 당뇨병식을 중심으로 한 치료를 열흘 동안 계속했지만 결과는 전혀 좋아지지 않았다. 입원 첫날 98.9g이었던 일일 요당도 일주일 후에는 55.4g으로 감소했으나 이후에는 그다지 변화가 없었다. 또한 혈당치에서도 큰 개선은 나타나지 않았다.

아침식사 전의 공복시 혈당을 보면 입원 첫날 265였던 것이 일주일 후에는 208로 내려갔지만 여전히 200을 넘는 수치였다.

식후 혈당은 상황이 더 나빠 첫날 400을 넘었던 수치가 일주일 후에는 400 전후로 내려간 정도밖에 변화가 없어 여전히 아주 높은 상태였다.

이처럼 기존의 당뇨병식으로는 전혀 호전의 기미를 보이지 않았으므로 11일째부터는 당질제한식을 실시해보기로 했다.

당시의 당질제한식의 내용을 살펴보면, 총칼로리는 전과 같은 1600kcal, 아침식사와 저녁식사에는 당질이 많은 식품은 주식을 포함해서 전혀 먹지 않고, 점심식사에서만 현미밥을 180g 먹었다.

당질제한식을 시작하고 그날부터 모든 수치가 극적으로 개선되었다. 당질제한식을 시작한 첫날, 요당은 그때까지의 55.4에서 단숨에 8.8로 약 6분의 1이나 격감했다. 그 후에도 요당은 계속 줄어들어 17일째에는 요당 수치가 드디어 (−)가 되어 요당이 검출되지 않는 영역으로까지 내려간 것이다.

혈당치의 개선도 괄목할 만한 것이었다. 공복시 혈당은 당질제한식을 시작하고 5일째에는 180, 12일째에는 131까지 급속히 떨어졌다. 기존의 당뇨병식으로는 도저히 깰 수 없었던 200선 밑으로 순식간에 내려가 당뇨병 영역이 아닌 125에 가까운 수치까지 내려간 것이다(혈당치의 평가에 대해서는 5장 참조).

식후 혈당치에서는 더욱 확실한 효과가 나타났다. 아침식사와 저녁식사 후의 혈당치를 보면, 당질제한식을 시작하고 5일째에는 150 전후, 12일째에는 150 이하로까지 떨어졌다. 이것은 혈관 내피를 손상시키는 수치인 200을 크게 밑도는 수치이다.

다만 현미를 섭취하는 점심식사 후에는 혈당치가 조금 높아지지만 그래도 그 수치는 320대로, 기존의 당뇨병식의 경우보다 50 이상 내려갔다. 게다가 점심식사 후에 일단 올라간 혈당도 바로 떨어지기 시작해 저녁식사 전에는 200 이하로 돌아왔다.

이상이 이 환자의 대체적인 치료 경과이다. 이 환자의 경우는 기존의 당뇨병식을 열흘 동안 실시했기 때문에 당질제한식과 치료의 효과를 비교하기 쉬웠다. 두 가지의 효과를 비교해서 정리해보면 다음과 같다.

- 기존의 당뇨병식으로는 일일 요당이 50g 이상이었지만, 당질제한식으로 바꾼 뒤에는 급격히 감소해 요당 수치가 (−)로까지 떨어졌다.
- 기존의 당뇨병식으로는 공복시 혈당이 200 이상이었지만, 당질제한식으로 바꾼 뒤에는 140 이하가 되었다.
- 아침식사와 저녁식사 후 혈당은 기존의 당뇨병식에서는 400 전후였으나, 당질제한식에서는 150 이하로 떨어졌다.
- 점심식사 후의 혈당은 기존의 당뇨병식에서는 400 전후였으나, 당질제한식에서는 320 전후로 내려갔다.

이처럼 당질제한식을 실시해보니 그 즉시 요당치와 혈당치가 급격히 개선되기 시작했고, 그 효과도 상당히 컸다. 솔직히 말하면 이 정도로 효과가 클 줄은 나 자신도 예상하지 못했던 터라 결과를 대하고 굉장히 놀랐다.

앞 장에서도 설명한 바와 같이 혈당치가 200을 넘으면 혈관 내피의 세포가 손상된다. 이 환자의 경우 기존의 당뇨병식을 실시해도 혈당치가 항상 200을 넘었기 때문에 24시간 계속 혈관에 상처를 입히고 있었던 것이다.

그런데 당질제한식으로 바꾼 뒤부터는 하루 동안 혈당치가 200을 넘는 시간이 점심식사 후의 아주 짧은 시간만으로 한정되었다. 당뇨병에 의한 대혈관성 합병증의 위험이 큰 폭으로 줄어든 것이다.

이 환자의 경우가 계기가 되어 나는 당질제한식을 적극적으로 도입하게 되었다.

당질을 먹지 않으면
췌장은 휴식할 수 있다

앞에서 예로 든 환자의 경우는 퇴원 후에도 당질제한식을 계속해서 상당히 양호한 혈당 수치를 유지하게 되었다. 그래서 당질제한을 조금씩 완화시켜 보았는데, 결과적으로 당질제한의 의미를 확실히 해준 계기가 되었다.

퇴원하고 약 반년 후 점심식사만이 아니라 아침식사에서도 밥을 먹도록 했는데, HbA1c는 6.1% 정도로 여전히 양호한 수준을 유지했다. 그로부터 9개월 후 저녁식사에도 밥을 포함시켰다. 즉 세 끼 모두 보통 식사와 거의 다름없게 된 것이다. 그랬더니 2개월 후에 갑자기 증세가 악화되어 HbA1c가 10.3%까지 올라갔다.

이러한 결과가 나온 데에는 다음과 같은 이유가 있다.

우선 세 끼 모두 주식이 포함된 식사를 하자 증세가 나빠지게 된 것은 이러한 식사에 의해 하루 중 상당히 긴 시간 동안 고혈당 상태가 지속되었기 때문이다. 당질이 많은 주식을 먹으면 그 후 일정 시간은 고혈당이 된다. 이것을 하루에 세 번이나 반복한 것이 당뇨병의 증세를 악화시킨 원인이라고 할 수 있다.

그리고 아침과 점심 두 번에 걸쳐 주식을 먹었을 때 증세가 양호했던 것은 당질제한식을 계속했던 시기에 췌장 기능이 어느 정도 회복되었기 때문이라고 추측할 수 있다.

실제로 증세가 악화된 후 저녁식사에서 주식을 다시 제외시켰더니, 3개월 후에는 HbA1c가 6.6%로 떨어져 다시 양호한 상태로 돌아왔다.

이처럼 당질이 많은 식사는 당뇨병의 증세를 악화시킬 수 있다. 반대로 당질을 억제하면 그만큼 췌장이 휴식하게 되므로 췌장의 기능을 회복시키는 시간을 제공하는 것이다.

경구 혈당강하제가 필요 없어진다

이번에 소개하는 예는 당시 53세였던 여성 환자의 경우이다(병례 2). 이 경우에는 당질제한식의 효과가 요당치나 혈당치와 같이 수치상으로만 나타난 것이 아니라, 환자가 몸과 마음으로 '기쁘다' 라고 생각하게 되는 변화로도 나타났다.

그러면 이 환자의 입원 전 상태부터 소개해보자(경과는 표 3, 표 4 참조).

이 환자의 경우는 1990년 다카오 병원에서 당뇨병 판정을 받은 후, 관리 영양사의 지도 아래 기존의 당뇨병식에 의한 식사요법을 시작해 상태가 좋아졌다. 그 후 식사요법을 계속해 11년 동안에 걸쳐 HbA1c는 6% 대를 유지하게 되었다.

1996년부터는 당뇨병식을 계속해 나가면서 경구 혈당강하제인

설폰요소계(SU제)의 유글루콘과 당질 흡수를 늦추는 알파 글루코시다제 억제제인 글루코바이를 매 식사 전에 복용했는데, 이 시기에는 아직 별다른 나쁜 증세가 나타나지 않았다.

그런데 당뇨병식을 변함없이 계속하는데도 불구하고 서서히 증세가 악화되기 시작하더니 2002년 5월에는 공복시 혈당이 283mg/dl, HbA1c가 9.1%로 높아져 당질제한식으로 전환하기 위해 교육 입원을 하게 되었다.

입원 기간은 2주일이었는데, 입원 다음날 하루 동안만 기존의 당뇨병식을 실시해 혈당치와 일일 요당치 등을 재어보니 어느 것도 좋지 않은 상황이었다.

그 다음날부터 당질제한식을 시작하자 앞에서 예로 든 남성 환자와 마찬가지로 급격한 개선을 보였다. 요당은 (−), 공복시 혈당은 120 전후로 좋아졌다. 식후 혈당도 앞의 예와 같이 현미밥을 먹는 점심식사 때를 제외하고는 큰 폭의 개선을 보여주었다. 이렇게 당질제한식에 의해 증세가 좋아진 후 이 환자는 퇴원했다. 퇴원 후에도 당질제한식을 계속해 증세는 아주 양호했고, 한 번씩 병원에 왔을 때 측정한 수시 혈당치는 대개 140대였다.

이 환자의 경우 주목할 만한 것은 약제에 대해서이다. 교육 입원 중에는 식전 글루코바이는 중지했지만 유글루콘은 계속 복용했다.

표 3 병례 2의 혈당치 하루 변동과 일일 요당

	혈당치 (mg / dl)							일일 요당 (g/일)
	아침식사 전	아침식사 후	점심식사 전	점심식사 후	저녁식사 전	저녁식사 후	자기 전	
5월 10일	211	291	259	246	160	239	187	1.2
5월 17일	121	139	111	269	144	158	113	0.0
5월 18일	133	—	—	283	—	—	—	0.0
5월 21일	116	—	—	274	—	—	—	0.0

표 4 병례 2의 경과표

	수시혈당치 (mg/dl)	HbA1c (%)	케톤체 (μmol/l)	TC (mg/dl)	TG (mg/dl)	UA (mg/dl)
02년 5월 9일	283	9.1	38	261	228	3.2
5월 18일	133	—	251	243	99	3.5
6월 6일	91	7.5	404	216	213	4.4
7월 4일	106	6.0	328	229	89	5.4
8월 1일	141	5.4	26	244	94	5.6
03년 9월 30일	144	5.4	29	219	71	5.5
1월 30일	146	6.2	31	244	59	5.4
3월 27일	148	6.1	34	237	95	5.1
9월 1일	149	5.8	43	230	88	5.8
12월 11일	142	5.3	91	211	51	5.4
04년 5월 13일	143	5.3	16	272	60	6.4

그런데 퇴원 후에도 여전히 좋은 증세를 유지하면서 2003년 11월에는 유글루콘의 복용도 중지하게 되었다.

이 환자는 7년 동안에 걸쳐 유글루콘을 복용하고 있었는데, 당질제한식으로 바꾼 후 9개월 만에 복용을 중지하게 된 것이다. 물론 그 후에도 계속 양호한 상태를 유지하고 있다.

즉 당질제한식으로 바꾸면서 그때까지 복용했던 경구 혈당강하제가 필요 없게 된 것이다.

당질을 섭취하면 췌장은 인슐린을 추가분비해야만 하는데, 당뇨병으로 지쳐 있는 췌장은 충분한 양의 인슐린을 분비할 수 없다. 따라서 지금까지의 당뇨병 치료에서는 유글루콘을 복용해 무리하게 인슐린을 분비시켰다. 그러나 이것은 지쳐 있는 췌장에게 아주 큰 부담이 된다.

이에 반해 당질제한식에서는 췌장에 무리를 주는 약제가 필요 없어지므로 췌장에 좋은 치료를 하는 셈이다. 즉 당질을 섭취하는 비율이 극단적으로 줄어들어 혈당치가 올라가지 않으므로 인슐린의 부작용 문제가 해소되기 때문이다. 그 결과 췌장은 인슐린을 분비할 필요가 없어져 휴식을 취할 수 있게 된다.

이 환자의 경우에는 우리의 당질제한식에 대한 경험이 그 당시 미숙해 경구 혈당강하제를 입원 중에도 사용했지만, 지금은 환자가 당질제한식을 시작하면 그와 동시에 사용을 중지시키고 있다.

이것은 당질제한식의 효과가 커서 경구 혈당강하제를 복용하면 오히려 저혈당을 초래할 수도 있다는 사실을 발견했기 때문이다.

당질제한식은 지친 췌장에게 휴식을 준다. 따라서 그때까지 복용해왔던 경구 혈당강하제를 사용하지 않아도 치료가 가능한 것이다. 매일 먹지 않으면 안 되는 약이 더 이상 필요 없어진다는 것은 환자에게 아주 기쁜 일이다. 당질제한식은 환자에게도 이러한 기쁨을 준다.

이 환자는 그 후 점심식사에서도 주식을 생략해 당질 제한을 더욱 철저히 지켜나갔다. 이 식사의 경우 칼로리 비율은 당질 15~20%, 지질 55% 전후, 단백질 25~30%로, 보통의 당질제한식보다 당질의 섭취량을 더욱 줄인 것이다. 우리는 세 끼 모두 주식을 먹지 않는 이 식사를 '슈퍼 당질제한식'이라고 부르고 있다.

앞에서 설명한 것처럼 당질이 많은 식사를 그만두면 췌장이 휴식하게 되므로 그만큼 췌장의 기능도 회복할 수 있다. 한 단계 더 철저한 당질제한식으로 어느 정도 효과가 나타나는지 현재 그 경과를 지켜보는 중이다.

인슐린 주사를 맞지 않게 된다

당뇨병 환자가 일상적으로 사용하는 약제로 경구 혈당강하제와 함께 가장 일반적인 것이 인슐린이다. 인슐린은 당뇨병이 상당히 진행된 환자가 주로 사용하며, 그러한 환자들에게 효과도 높은 약제이다.

그러나 인슐린은 매일매일 자신이 주사를 놓아야만 하는, 환자에게 있어서 아주 번거롭고 부담스러운 것으로, 될 수 있으면 가장 피하고 싶어하는 약이다. 하지만 현실적으로 몇 년씩이나 인슐린 주사를 계속해온 경우가 대부분이다.

그런데 당질제한식을 실시한 환자 중에는 오랜 기간 동안 계속해온 인슐린 주사를 중지한 예도 있다. 이러한 환자 중 한 사람을 소개하고자 한다(병례 3).

이 환자는 59세 때 건강검진에서 당뇨병 판정을 받고 61세부터 인슐린 주사를 시작했다. 그리고 66세 때는 아침식사 전에 레귤러 인슐린(체내에서 작용하는 시간이 빠른 인슐린-옮긴이)을 10단위, 저녁식사 전에는 6단위, 이렇게 하루 2회의 주사를 매일 계속해 나갔다. 그럼에도 불구하고 HbA1c가 8.0%인 상태에서 떨어지지를 않아 다카오 병원에 입원하게 된 것이다.

입원하고 11일 동안은 기존의 당뇨병식을 계속했는데, 이때는 인슐린의 양이 줄지 않았다. 그런데 당질제한식으로 전환하자 서서히 인슐린의 양이 줄기 시작해, 입원하고 3개월 후에는 드디어 인슐린 주사를 중지할 수 있게 되었다.

그 후 상태가 계속 좋아져 퇴원했는데, 퇴원 후에도 인슐린 주사 없이 당질제한식만으로 HbA1c는 약 6.0%를 유지하고 있다(표 5, 표 6 참조).

당질제한식을 계속하면 인슐린의 사용량을 줄일 수 있고, 이것은 앞으로 인슐린을 중지할 수 있는 예가 늘어날 가능성이 많다는 것을 의미한다. 인슐린 주사를 사용하지 않아도 되는 생활은 당뇨병 환자 대부분의 꿈일 것이다. 그리고 당질제한식에는 이 꿈을 이루어줄 가능성이 충분히 있다.

표 5 병례 3의 혈당치 하루 변동과 일일 요당

	혈당치 (mg / dl)							일일 요당 (g/일)
	아침식사 전	아침식사 후	점심식사 전	점심식사 후	저녁식사 전	저녁식사 후	자기 전	
1월 12일	160	185	149	315	131	108	104	8.0
2월 8일	90	124	89	176	142	96	92	6.8
3월 27일	84	108	118	180	89	103	93	5.6
4월 24일	121	112	125	211	126	97	93	5.0

표 6 병례 3의 경과표

	수시혈당치 (mg/dl)	HbA1c (%)	케톤체 (μmol/l)	TC (mg/dl)	TG (mg/dl)	UA (mg/dl)
01년 1월 11일	255	8.0	—	181	437	3.7
4월 6일	153	5.1	947	189	157	4.3
12월 18일	137	6.1	562	242	384	4.3
02년 4월 19일	151	5.8	135	205	209	4.4
9월 6일	140	6.5	947	177	218	4.3
03년 1월 21일	155	6.5	205	177	157	4.5
11월 21일	143	6.0	196	191	256	5.0
04년 6월 4일	141	5.3	831	197	234	4.6

소주, 위스키라면
어느 정도 마셔도 괜찮다

식사요법의 성공은 그 식사 내용이 환자의 기호에 맞는지, 안 맞는지에 좌우된다.

당뇨병의 식사요법은 식습관 그 자체를 바꾸는 것이다. 일시적으로 식사 내용을 바꾸는 것만으로는 의미가 없고, 오랜 시간 동안 그것을 지속할 수 있는지, 없는지가 중요하다. 하지만 식습관을 바꾸는 것은 여간 어려운 일이 아니다. 환자 중에는 식사 내용이 기호에 맞지 않아 식사요법을 도저히 계속할 수 없다는 사람도 있다.

그 중에서도 특히 음주 습관은 가장 바꾸기 어렵다고 한다. 지금까지의 식사요법에서는 금주가 일반적이기 때문에 이것을 지키지 못해 좌절하는 사람도 적지 않았다.

이러한 애주가에게 당질제한식은 아주 적절한 식사요법이라고 할 수 있다. 왜냐하면 당질제한식은 당질의 섭취를 엄격히 제한하는 것이지 알코올을 제한하는 것은 아니기 때문이다.

알코올 그 자체는 '엠프티(텅 빈) 칼로리'로 불리며 혈당치를 직접적으로 높이는 원인은 아니다. 따라서 당질을 많이 포함하지 않은 종류에 한해 당질제한식에서는 술을 허용하고 있다.

당질이 많은 술 종류는 정종이나 맥주, 와인 등의 양조주다. 이에 반해 소주나 위스키 등의 증류주는 당질을 포함하고 있지 않다. 따라서 당질제한식에서는 증류주라면 어느 정도 마셔도 괜찮다.

실제로 다카오 병원에서 당질제한식을 실시하고 있는 환자 중에도 적정량의 주류를 마시고 있는 예가 상당수 있으며, 지금까지 소개한 환자 중에도 그런 사람이 있다.

제일 먼저 소개한 남성은 원래 매일 밤 반주로 정종을 한 잔 반 정도 마시는 습관이 있었는데, 안 된다고 생각하면서도 그것을 그만둘 수가 없었다고 한다. 그런데 당질제한식을 시작한 뒤부터는 매일 밤 소주를 당당하게 마시고 있다.

또한 바로 앞에서 소개한 남성도 매일 정종이나 위스키를 4, 5잔 정도 마시는 애주가였다. 이 환자의 경우도 당질제한식을 시작한 뒤부터는 맥주나 정종을 그만두고 소주나 위스키를 즐기고 있다.

이러한 애주가들에게 있어서 당질제한식의 매력은 소주나 위스키 등의 증류주라면 당당히 마실 수 있다는 점이 아닐까 싶다. 즉 술을 마실 수 없는 것이 원인이 되어 기존의 당뇨병식을 포기했던 사람도 당질제한식이라면 계속해 나갈 수 있다는 점이다.

식생활에는 각자의 기호가 있다. 기호에 맞지 않는 식사는 지속하기가 어렵다. 지금까지의 당뇨병식을 계속할 수 없었던 사람도 식사 내용이 거의 정반대라고 할 수 있는 당질제한식이라면 계속할 수 있을지 모른다.

특히 애주가로 기존의 식사요법에 고통을 느낀 사람이라면 당질제한식을 고려해볼 가치가 충분히 있다.

당질을 제한하면
몸이 자연스럽게 좋아진다

지금까지 소개한 환자의 예를 포함해 당질제한식의 효과에 대해 정리해보겠다.

다카오 병원에서는 1999년 당질제한식을 시작한 이후 현재까지 약 200명 이상의 환자에게 이 식사요법을 실시해왔다. 이 중 당질제한식을 제대로 지키고 있는 환자는 모두 시작부터 혈당치가 개선되었고, 그 결과는 거의 즉각적이라는 것이 확인되었다.

이미 설명한 바와 같이 어느 환자의 경우는 일일 요당이 100g이나 되었는데, 기존의 당뇨병식으로는 50g 정도까지 내려간 뒤 거의 변화가 없었다. 그런데 당질제한식으로 전환한 다음날 일일 요당은 10g 아래로 떨어졌고 며칠 만에 3g 이하가 되었다.

당질제한식을 실시하면 예외 없이 모두 이 정도로 효과가 나타난다. 이 치료 효과의 속도는 기존의 당뇨병식과는 비교도 할 수 없는 것이다. 그리고 세 끼 모두 주식을 생략한 '슈퍼 당질제한식'의 경우 고혈당은 더욱 빨리 개선되고 식후 고혈당 증상은 전혀 나타나지 않았다.

점심식사에서만 주식을 먹는 보통의 당질제한식의 경우는 현미 때문에 점심식사 후 고혈당이 되는데, 그것도 고작 3~4시간 정도로, 그 외 20시간은 췌장에 부담을 주지 않는다.

즉 췌장은 슈퍼 당질제한식이라면 하루 종일, 보통의 당질제한식이라도 하루 중 거의 대부분 휴식을 취할 수 있는 것이다.

고혈당 상태가 지속됨으로써 일어나는 인체에 대한 악영향을 생각하면 당질제한식의 의미는 아주 크고, 특히 당뇨병에 의한 합병증을 예방할 수 있다는 점에서 상당히 중요하다. 또한 당질제한식의 효과가 크기 때문에 약이나 주사에 의존하는 정도를 줄일 수 있는 것도 간과할 수 없는 이점이다.

아직 경구 혈당강하제나 인슐린 주사를 사용하지 않는 단계의 당뇨병 환자라면, 당질제한식만으로 기본적인 관리가 가능하다. 유글루콘 등의 SU제는 입원 중에 복용을 중지할 수 있고, 인슐린 주사를 사용하고 있는 경우도 확실하게 감량할 수 있다. 앞에서 예로 들었듯이 6년 동안 계속해온 인슐린을 중단한 환자도 있다.

약물요법과는 달리 당질제한식은 인체의 대사 전체에 자연스럽게 관여한다. 자세한 메커니즘은 뒤에서 설명하겠지만, 당질을 제한함으로써 몸이 자연스럽게 변하는 것이다. 대사의 방식을 포도당을 분해해 에너지를 얻는 것에서 지방을 분해해 에너지를 얻는 것으로 전환해 췌장에 휴식을 주는 것이다.

  제2형 당뇨병은 췌장의 랑게르한스섬에 있는 베타 세포가 서서히 감소하는 '만성 췌부전'이라고 부를 만한 질환이다. 경구 혈당강하제를 복용하면 이렇게 약해진 췌장에 채찍질을 가하는 격이므로 베타 세포의 감소를 막지 못한다. 하지만 당질제한식의 경우는 오히려 췌장을 쉬게 해주므로 베타 세포의 감소를 예방할 수 있다.

  이와 같이 당질제한식의 효과는 아주 빠르고 크다. 뿐만 아니라 인체의 생리에 자연스럽게 작용해 췌장의 기능을 쉬게 하므로 당뇨병을 근본적으로 치료할 수 있다.

  이 장에서는 우리가 실제로 치료해온 환자들을 예로 들어 당질제한식의 효과에 대해 소개했다. 그 효과가 상상 외로 크다는 점은 이해했으리라 생각하지만, 그럼에도 이 식사요법에 대해 여전히 의문을 품고 있는 사람도 있을 것이다.

  따라서 다음 장에서는 당질제한식이 어떤 근거로 효과가 있는지, 이 식사법에 문제는 없는지 구조적인 분석을 통해 설명하고자 한다.

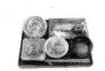

3

당질제한식을 하면
효과적인 이유

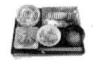

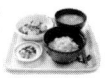

이 장에서는 당질제한식이 왜 당뇨병에 효과적인지 그 메커니즘에 대해 설명하고 있다. 주식을 생략한 식사에 대한 선입견을 해소하고, 이 식사가 어떻게 우리 몸의 대사 균형을 본래의 모습으로 되돌리는지 보여준다. 또한 중성지방이나 케톤체 등에 대해 설명하고 의학적 관점에서 본 의문에 대해서도 살펴본다. 이 장에서 언급된 생리학적 지식은 주로 《가이튼 임상생리학》(아서. C. 가이트 저, 1999)을 참고했다.

이누이트는 당질 없이 몇천 년을 살았다

당질제한식은 현대인의 일반적인 식습관과는 크게 다르다. 따라서 편중된 식사라는 인상이 강해 정말 이런 식사법을 따라도 되는지 우려하는 사람도 많을 것이다.

"이 정도의 저당질, 고단백, 고지방의 식사를 해도 괜찮을까?"

"단기적인 데이터는 굉장하지만 수십 년 후에 대한 데이터는 없다. 앞으로 계속 문제가 발생하는 것은 아닐까?"

이러한 의문에 대한 답은 어느 민족을 대상으로 실시한 연구가 제공할 수 있을 것이다. 알래스카나 그린란드에 사는 이누이트라는 사람들이 있다. 이누이트는 극한의 땅에서 상당히 특수한 식생활을 하고 있다. 기후의 문제가 있으므로 곡식이나 야채도 생산할 수 없고, 극히 소량의 풀이나 과실, 해조류 등을 제외하고는 대부분

사냥으로 얻은 고기나 생선에 의존하고 있기 때문이다.

이누이트의 식생활은 당질제한식보다 훨씬 철저한 저당질, 고단백, 고지방으로, 이들은 이와 같은 생활을 몇천 년 동안 계속해오고 있다.

1960년대에 덴마크의 다이아베르그 박사가 덴마크령 그린란드의 유마나크라는 마을의 이누이트에 대해 연구조사를 실시한 적이 있다. 이 조사를 시작할 즈음에는 이러한 고단백, 고지방의 식사라면 그 당시 서양 의학의 상식으로 판단컨대, 심장질환 등의 혈관성 질환이 분명히 많을 것으로 예상되었다. 하지만 조사 결과는 놀라울 정도로 다르게 나왔다.

다음은 그 조사 결과의 핵심 내용이다(덴마크인의 데이터는 당시의 것).

> 덴마크인과 이누이트는 거의 같은 인종으로 식생활의 총칼로리 중 지방이 차지하는 비율이 40~50%라는 점에서도 거의 같다. 그런데 덴마크인의 허혈성 심장질환(심장에 공급되는 혈액의 양이 줄어들어 생기는 병으로, 협심증과 심근경색증이 대표-옮긴이)에 의한 사망률이 35%에 달하는 것에 비해 그린란드의 이누이트는 같은 병에 의한 사망률이 5%밖에 되지 않았다. 그리고 덴마크 본토로 이주한 이누이트는 심장질환에 의한 사망률이 덴마크인과 같은 비율이었다.

즉 편중된 식사를 하고 있다고 생각된 이누이트 쪽이 현대적인 식사를 하고 있는 덴마크인보다 심장질환이 훨씬 적었던 것이다.

연구에 의하면 이누이트에게 적은 병은 심장질환뿐만이 아니었다. 예를 들어 뇌경색이나 심근경색 등의 혈전성(血栓性) 질환이나 동맥경화 등의 혈관 병변(病變, 병 때문에 생기는 생체의 변화), 또는 류머티즘, 궤양성 대장염, 충수염, 치수염 등의 염증, 그리고 암이나 당뇨병 등 현대의 선진국에 많이 나타나는 대부분의 병이 극히 적었던 것이다.

또한 이누이트는 주로 고기나 생선도 익히지 않고 먹는데, 이것이 원인이 되어 특정 질환에 걸린 경우도 없었다고 한다.

이누이트는 몇천 년이라는 긴 역사 속에서 특수한 식생활을 현대까지 지속하고 있는 상당히 희귀한 표본이다. 이와 유사한 식생활을 오랜 시간 계속해서 데이터를 뽑을 수 있는 연구는 어차피 불가능하다.

이러한 의미로도 이누이트를 조사한 다이아베르그 박사의 연구 데이터는 아주 귀중한 것이다. 그리고 이 연구가 인류에 있어서 당질을 제외한 식사가 건강을 해치기는커녕 현대인을 괴롭히고 있는 병을 예방하는 데 큰 가능성을 가지고 있음을 시사하는 점도 주목할 만하다.

인간은 원래 당질제한식을 즐겼다

인류의 식생활의 역사를 돌이켜보면 당질제한식과 같은 식사가 특이한 것은 아니라는 사실을 알게 된다. 오히려 현대인처럼 곡물이 주가 된 식생활이 드물었다.

인류의 역사는 약 400만 년이라고 하지만 농경에 의한 곡물 재배가 시작된 것은 1만 년 정도 전이며, 한 곳에 정착해서 살게 된 것은 고작 4000~5000년에 지나지 않는다.

즉 인간의 역사 속에서 곡물을 주로 먹게 된 것은 1000분의 1 정도의 기간뿐이고, 대부분은 곡물이 없는 식생활을 하고 있었던 것이다.

일본의 경우도 사정은 마찬가지로, 쌀 재배가 시작된 것은 약 2500년 전의 야요이 시대로 알려져 있으며, 그전의 조몬 시대에는 곡물이 주가 아니었다고 생각된다(우리나라의 경우 쌀 재배가 시작된 것은 약 3000여 년 전이다).

조몬 시대의 사람들은 채집이나 수렵을 기본으로 했기 때문에 나무열매, 물고기, 과일, 산나물, 작은 동물, 곤충 등이 식생활의 중심이었다. 이러한 식생활로는 당질이 많은 것을 먹고 혈당치를 높이는 일은 거의 없었을 것이다.

조몬 시대의 식사 중에서 전분 등의 당질이 많이 포함된 식재료는 칠엽수의 씨와 같은 나무열매나 야생 과일 등이다. 나무열매는 어느 정도 저장이 가능하지만 과일을 먹을 수 있는 것은 그 식물이 열매를 맺는 계절에 한정되어 있었다. 따라서 당질이 많이 포함된 식재료를 먹을 수 있다는 것은 조몬 시대의 사람들에게는 아주 드문 일이었을 것이다.

우리 몸은 당질을 섭취하면 인슐린을 추가분비해서 재빨리 그것을 체지방으로 축적하려고 한다. 이것은 당질을 섭취한다는 것이 에너지 저장을 위한, 좀처럼 없는 좋은 기회였기 때문이다. 다시 말하면 인체에 있어 당질대사의 회로는 이와 같은 때에만 발동하는 특별한 회로로, 원래는 일상적으로 기능하는 것이 아니었다는 뜻이다.

그런데 농경이 시작되어 곡물을 주식으로 먹게 되자, 당질대사의 회로는 빈번히 작동하지 않으면 안 되게 되었다. 특히 최근 100

년 동안 곡물의 정제기술이 급속히 진보해 혈당치를 높이기 쉬운 식품(GI가 높은 식품)을 당연한 듯이 먹게 되었다. 그에 따라 당질대사의 회로는 하루에 몇 번씩이나 발동해 본래의 목적 이상으로 혹사당하게 된 것이다.

현대사회에서 당뇨병이 급속히 증가한 것은 인체가 본래 갖추고 있는 기능 이상으로 당질대사의 기능을 혹사했기 때문이라고 우리는 생각하고 있다.

적어도 당뇨병에 있어서는 현대의 식생활보다 조몬 시대의 식사 내용이 좋았던 것은 아닐까.

우리가 당질제한식을 '신조몬 당뇨병식'이라고 부르는 것은 당질제한식이 조몬 시대의 식사를 현대적으로 개량한 것처럼 느껴지기 때문이다.

인류의 식생활 역사와 인체의 대사기능의 능력을 생각하면, 현대의 식생활보다 당질을 그다지 섭취하지 않은 식생활 쪽이 인간 본연의 방식에 가까운 것인지도 모른다.

우리 몸의 주된 에너지원은 지질이다

지금까지 이누이트와 조몬인을 예로 당질을 제외한 식생활이 이례적인 것이 아니라는 사실을 설명했다. 하지만 이들은 현대인과 너무나 동떨어진 일상을 보내고 있으므로, 이것만으로는 아직 납득할 수 없다는 사람도 있을 것이다.

따라서 지금부터는 인체의 대사 균형이라는 면에서 당질 제한에 대해 이야기하고자 한다.

이 책에서는 지금까지 몇 번인가 '대사'라는 말을 사용해왔다. 대사라고 하는 경우 거기에는 물질의 분해와 합성이라는 두 가지 의미가 포함되어 있는데, 여기서는 주로 분해의 뜻으로 사용하고 있다. 즉 인체에 필요한 에너지 생성을 의미하고 있다고 보면 된다.

주식이 되는 쌀이나 밀가루 등의 곡물에는 이것들을 주식으로 쓰는 것은 당연하다는 이미지가 있다. 이 때문에 주식을 먹지 않으면 제대로 살아갈 수 없는 것은 아닌가 하고 불안해하는 사람도 있을 것이다.

하지만 인간은 곡물이 없어도 별 지장 없이 살아갈 수 있다. 곡물의 주성분은 당질의 한 종류인 전분인데, 당질은 인체의 에너지가 될 수 있는 물질이다. 우리 몸은 전분을 소화하는 효소인 아밀라아제의 활성이 다른 동물과 비교해서 상당히 높다. 이것은 곡물을 몇천 년에 걸쳐 주식으로 먹어오면서 획득한 성질이라고 생각된다.

이러한 점에서 보더라도 곡물과 인류의 연대는 아주 강하고, 곡물이 인체에 있어서 어느 정도는 유익한 것이라고 말할 수 있다.

그러나 우리 몸의 에너지원이 되는 것은 당질만이 아니며, 당질이 인체에 있어서 에너지원의 중심인 것도 아니다. 우리가 식사로 당질과 지질 등을 섭취하면 우리 몸은 그것을 글리코겐과 체지방의 형태로 축적한다. 글리코겐은 당질의 일종이고 체지방은 지질인데, 글리코겐과 체지방이 어떻게 사용되고 있는가를 비교해보면, 인체의 에너지원으로서 주로 활용되어야 하는 것은 체지방 쪽이라는 것을 알게 될 것이다.

인체가 글리코겐을 축적하고 있는 장소는 간장과 근육인데, 축적되는 글리코겐의 양은 한정되어 있다. 예를 들어 체중이 50kg인 사람이 있다고 하자. 이 사람의 경우 축적되어 있는 지방은 9만 kcal나 되는 데 비해, 글리코겐은 고작 1000kcal에 지나지 않는다.

보통 사람이 하루에 사용하는 열량을 1800kcal라고 하면, 9만 kcal는 50일분에 해당되므로, 이미 축적된 지방으로 두 달 가까이 살아갈 수 있는 것이 된다. 그런데 글리코겐은 1000kcal, 즉 하루분의 열량에도 못 미치므로, 열심히 운동하면 한두 시간 안에 없어질 수 있는 양이다.

즉 인체의 구조는 글리코겐을 주된 에너지원으로 해서 살아갈 수 없게 되어 있고, 우리는 체지방을 연소함으로써 살고 있는 것이다.

또한 이것은 생리학적으로도 명확히 설명할 수 있다.

몸이 안정되어 있을 때에는 인슐린이 기초분비를 하는데, 이 상태에서 우리 몸의 대부분의 세포는 혈당을 내부로 받아들일 수 없어 이것을 이용하지 못한다. 이때 혈당을 에너지원으로 쓸 수 있는 것은 뇌와 망막, 그리고 생식선의 배상피뿐이다.

우리 몸은 안정되어 있을 때나 가벼운 운동을 할 때에 근육이나 내장 등 대부분의 조직이 지방을 에너지원으로 사용한다. 즉 격렬한 운동을 할 때나 혈당이 올라가서 인슐린이 추가분비되었을 때에만 혈액 중의 포도당을 받아들여 에너지원으로 사용하는 것이다

(인슐린의 기초분비와 추가분비에 대해서는 5장을 참조).

보통 사람들의 하루 생활을 살펴보면, 하루 중 3분의 1은 잠을 자거나 일어나 있을 때에도 대부분 경미한 운동밖에 하지 않는다. 책상에 앉아 있거나 텔레비전을 보는 등 안정된 상태로 있든지, 아니면 걷거나 가벼운 것을 옮기는 정도의 운동만 하게 된다.

이처럼 인간에게 있어 포도당을 연소하는 회로가 필요한 시간은 극히 한정되어 있고, 대부분은 지방을 연소해서 살아도 되는 시간들이다.

다시 말하면 인간에게 있어서 지방이야말로 메인이 되는 에너지원이며, 당질은 그것을 보조하는 서브에 지나지 않는다.

따라서 곡물(당질)을 섭취하지 않는다고 해서 살아갈 수 없는 것은 아니다. 체지방에서 주된 에너지를 얻고 있다는 사실을 생각하면, 지질에서 충분한 칼로리를 얻는 식생활은 조금도 부자연스러운 것이 아니다.

당질을 섭취하지 않으면
대사 전체가 원활해진다

 우리 몸은 대부분의 시간을 지질을 에너지원으로 해서 살아갈 수 있도록 되어 있지만 예외가 있다. 그것은 식사에서 당질을 많이 섭취한 때이다.

 인체의 활동을 지탱하고 있는 에너지원은 크게 당질과 지질로 나눌 수 있는데, 우리 몸에는 이 각각의 에너지원이 이용하는 회로가 따로 갖추어져 있다. 이 두 가지의 회로에는 우선순위가 있어 우리 몸은 먼저 당질을 우선적으로 사용하고 당질이 없어지면 지질을 사용하게 된다.

 이 때문에 당질을 섭취해 혈당치가 올라가 있을 때는 우선 그 당질을 사용하려고 한다. 그런데 혈당치가 높은 상태는 인체에 있어서 바람직한 상태가 아니다.

당질을 섭취하면 혈당치는 상승하지만 그 즉시 인슐린이 분비되어 이것을 낮추려고 한다. 인슐린이 분비되면 우선 근육 등의 체세포에서 포도당을 이용하고 그래도 남는 포도당은 지방으로 체내에 축적된다. 이렇게 해서 혈당치가 내려가는 것이다.

즉 혈당이 올라가면 인체는 서둘러서 이것을 낮추려고 한다. 이러한 반응이 일어나는 것은 혈당치가 높으면 혈관 내피에 손상이 생기므로 이것을 피하기 위해 우리 몸이 혈당치를 낮추려고 하기 때문이다.

다시 말해 당질을 많이 섭취해 혈당치가 올라간 상태일 때는 포도당을 에너지원으로 사용하는데, 이것은 결코 바람직한 상태가 아니다.

앞에서 설명한 것처럼 우리 몸은 주로 체지방을 연소시켜 에너지를 얻으며, 포도당을 연소시키는 것은 달리거나 싸울 때 또는 조몬 시대라면 사냥을 할 때와 같이 몸을 격렬하게 움직일 때에만 필요하다.

따라서 혈당치가 올라가 에너지원으로 당질을 연소시킨다는 것은 어디까지나 예외적인 일이라고 할 수 있다.

그런데 이렇게 가끔씩 사용하는 포도당의 연소 회로를 현대의 식생활에서는 아주 빈번하게 사용하는 것이다. 잦은 사용에 게다가 장시간에 걸친 고혈당 스트레스. 이것은 바로 당뇨병의 근본 원인이므로, 현대사회에서 당뇨병이 늘어나고 있는 까닭은 그런 상황을 만드는 식생활에 책임이 있다고 할 수 있다.

즉 현대의 식생활에서는 당질이 많은 식품을 주식으로 먹고 있기 때문에, 본래는 가끔씩 돌아야 할 당질대사의 회로를 거의 하루 종일 작동시키게 만든 것이다. 그런데 문제는 당질대사의 회로는 이 정도의 혹사를 견딜 수 있을 만큼 튼튼하지 않다는 점이다. 따라서 몇 년이나 이러한 혹사가 계속되면 췌장은 피폐해져 인슐린의 분비가 줄어들고 결국에는 당뇨병이 생기게 되는 것이다.

즉 본래는 하루에 한두 시간 예정이던 서브 엔진을 하루 종일 가동하여 결국 고장나버리는 것과 같다. 하지만 지방대사의 회로는 메인 엔진과 같아 하루 종일 풀가동할 수 있는 능력을 가지고 있다. 그런데도 현대인은 서브 엔진만 사용하고, 메인 엔진은 제 능력의 절반도 발휘하지 못하고 있는 것이다.

당질을 제한하는 치료법은 본래 보조 기능이었던 포도당대사를 쉬게 하고 주기능인 지방대사의 회로를 더욱 활용하는 것이다. 즉 지금까지 혹사시켰던 서브 엔진을 멈춰서 수리하고, 그 사이에 메인 엔진을 충분히 가동시키는 치료법인 것이다.

인체에 있어서 주가 되는 지방대사를 고려한다면, 당질제한식이라는 식사요법은 우리 몸에 아주 자연스러운 식사라고 할 수 있다.

현대인은 당질을 너무 섭취해서
지방이 연소되기 어렵다

　현대인의 식생활에서는 당질을 많이 섭취하므로 아무래도 지방을 연소하는 회로가 작용하기 어렵다. 지방대사의 회로가 작용하기 어려워지면, 우리 몸은 식사로부터 얻은 에너지를 지방으로 축적할 뿐 그것을 줄이는 방향으로는 가지 않는다.

　그리고 당질대사와 지방대사의 균형이 역전된 생활은 당뇨병으로 연결된다. 당뇨병은 인슐린이 작용하기 어려워지는 병인데, 여기에는 두 가지 원인이 있다. 한 가지는 췌장에서 인슐린이 잘 분비되지 않아 그 양이 줄어드는 것이고, 또 한 가지는 인슐린의 기능이 떨어지는 것이다. 인슐린은 혈액 속의 포도당이 우리 몸의 세포 속에 들어가도록 도와주는 기능을 하는데, 이 기능이 떨어지는 것이다. 이것을 세포의 인슐린에 대한 저항성이라고 한다.

현대인의 식생활처럼 흰 쌀밥이나 빵, 우동, 라면 등을 주식으로 하면서 매일같이 전분을 다량으로 섭취하고 설탕이 많이 첨가된 과자 등을 자주 먹게 되면, 하루에 몇 번씩 혈당치가 급상승해 그때마다 다량의 인슐린이 필요해진다.

인슐린에는 우리 몸의 세포에 포도당을 넣어주는 역할이 있지만, 또 한 가지 체지방을 축적시키는 역할도 있다. 때문에 당질을 섭취해 혈당치가 올라가서 인슐린이 분비되면 그 동안 우리 몸은 지방을 축적하려고 한다.

즉 당질 위주의 식생활을 하면, 지방은 연소되기 어려워지고 여분의 당질이 인슐린에 의해 체지방으로 축적되는 것이다.

이것이 계속되면 비만이 되는데, 비만이 되면 세포의 인슐린에 대한 저항성이 커져 인슐린이 제대로 작용을 못하게 되고(인슐린의 부작용), 사태는 더욱 악화된다.

인슐린의 부작용이 일어나면 세포에 포도당이 들어가기 어려워져 혈당치는 계속 높은 상태를 유지한다. 혈당치가 높으면 췌장이 인슐린을 분비해 혈액 속에 인슐린이 항상 있게 되므로, 혈액 속에 남아 있는 포도당은 지방으로 계속 축적되고, 비만은 더욱 진행되는 것이다.

당뇨병 초기에 쉽게 비만이 되는 것은 이러한 메커니즘 때문이다. 현대병의 주된 원흉으로 일컬어지는 비만의 가장 큰 원인은 과식이다. 때문에 기존의 치료법에서는 남성은 하루에 1600kcal, 여성은 1200kcal로 제한하고 있다.

그러나 당질, 지질, 단백질이라는 3대 영양소 중 혈당치를 올리는 것은 당질뿐이므로, 칼로리 제한보다 당질의 섭취방법에 중점을 두는 것이 당뇨병과 비만 방지 면에서 본질적으로 더 중요하다고 할 수 있다.

현대에 와서 당뇨병이 늘어나고 있는 것은 당질대사의 회로를 과도하게 사용하고 있는 식생활에 원인이 있다. GI가 높은(혈당치를 올리기 쉬운) 식품만을 섭취하고 있는 현대의 식생활을 재검토할 때가 온 것이다.

밥은 꼭 먹어야 한다는 생각을 버려라

 주식이라는 개념이 나온 것은 인류가 농경을 시작한 후부터이다. 확실히 농경은 인류에게 크나큰 공헌을 해왔다. 특히 오늘날처럼 거대한 인구를 부양하는 것은 농경이 시작된 후 비로소 가능해졌다.

 예를 들어 수렵이나 채집 생활과 비교하면, 농경을 함으로써 같은 면적에서 얻을 수 있는 식재료로 20~100배나 많은 사람들을 부양할 수 있다.

 인류가 농경을 시작하면서 인구가 늘고 부락이 생겼으며, 이것이 국가로까지 발전해 문명이 탄생되었다. 이처럼 농경에 의해 곡물을 재배하고 이것을 어느 정도 안정적으로 확보할 수 있게 된 것은 인류 발전의 중요한 기반이었다고 할 수 있다.

그리고 농경이 시작되면서 곡물을 주식, 그 이외의 식재료를 부식으로 하는 개념이 생겨난 것이다. 즉 주식이라는 개념은 어디까지나 농경에서부터 시작된 것에 불과하며, 그 이후에 생겨난 공통 환상이다.

농경이 없는 사회에서는 곡물이 늘 먹는 음식이 아니므로 주식이라는 개념도 없었다. 이누이트 사람들이 사냥으로 얻은 생선이나 고기를 날것으로 먹는 것처럼, 곡물을 먹지 않는 식생활은 농경 이전의 인류에게는 아주 보편적이었다.

곡물을 주식으로 하는 생활은 우리 사회의 기반을 만들어왔다는 의미로서는 중요하지만, 주식으로 곡물을 먹지 않으면 살아갈 수 없다고 하는 생각은 역사적인 선입견에서 오는 착각에 지나지 않는다.

좀더 확실하게 말하면, 인체의 생리적인 특질을 생각해볼 때 인간이라는 동물은 애초부터 곡물, 특히 GI가 높은 정제 탄수화물을 주된 식재료로 하는 구조로 되어 있지는 않았다.

생물에게 있어서 생명을 유지하는 데 불가결한 기능에는, 자신에게 장애가 일어났을 경우를 대비해 그것을 보완하는 예비장치가 있다는 것이다.

예를 들어 산소와 이산화탄소를 교환하는 폐는 좌우에 각각 한 개씩 있고, 혈액 속에 필요 없는 것을 배출하는 신장도 두 개씩 있다. 폐든 신장이든 두 개 중 하나가 못 쓰게 된다고 해도 남은 하나가 건재하면 그것으로 생명을 유지할 수 있도록 되어 있는 것이다.

소화기관의 경우도 그 일부에 문제가 생기면 다른 부분이 그 기능을 보완하게 된다. 따라서 암 수술에서 위나 장의 일부를 제거해도 생명활동을 유지할 수 있는 것이다.

또한 혈당치를 올리는 데에도 인체에는 여러 가지 시스템이 갖추어져 있어 하나가 잘못 돼도 다른 것이 보완하도록 되어 있다. 이것은 최저의 혈당치를 확보하지 않으면 세포가 기능장애를 일으키기 때문이다.

인류 역사에서 인간이 먹을 것을 확보하는 것은 아주 힘든 일로, 특히 당질을 일상적으로 먹는다는 것은 거의 있을 수 없는 일이었다고 해도 과언이 아니다. 따라서 당질을 섭취하지 않아도 최저한의 혈당치를 유지하기 위해 단백질이나 지방에서 포도당을 만드는 등 몇 가지 시스템을 갖게 되었다.

또한 글루카곤, 부신피질 스테로이드, 에피네프린 등의 호르몬에는 당질을 상승시키는 작용이 있어, 이들은 저혈당으로부터 몸을 보호하는 안전장치로서의 기능을 하고 있다. 즉 혈당치를 높이는 데에는 몇 가지의 다른 길이 준비되어 있는 것이다.

이처럼 인간에게 불가결한 기능에 대해서는 그것을 보완하는 시스템이 몇 가지 갖추어져 있다.

그런데 혈당치를 낮추는 데에는 오직 인슐린밖에 방법이 없다. 다시 말해 혈당치를 낮춰 당질을 에너지로 이용하는 부분에 대해서는 그것을 보완하는 시스템이 없는 것이다.

당질대사에는 인슐린의 분비가 반드시 필요한데, 인슐린은 췌장의 랑게르한스섬이라는 부분에 존재하는 베타 세포에서만 분비되고, 이 베타 세포가 잘못되면 다른 예비장치가 없으므로 당질대사는 즉시 파탄이 난다.

게다가 현대사회에서 당뇨병이 증가하고 있는 것만 보아도, 췌장이 인슐린을 분비하는 기능은 원래가 허약한 기능임을 알 수 있다.

튼튼하지 않은 기능임에도 불구하고 예비장치까지 없다는 것은, 당질대사 시스템 자체가 애당초 우리 몸에는 그다지 중요하지 않았다고 판단하는 것이 자연스러울 것이다.

즉 인류는 400만 년 역사의 대부분을 당질에 의존하지 않은 채 살아왔고, 인간이란 원래 곡물을 주된 식재료로 하는 동물이 아니었다는 의미이다.

이렇게 생각하면 곡물을 먹지 않는다는 것 자체가 인간이라는 동물에게 그다지 특이한 일이 아니며, 특히 당뇨병에 걸린 사람에게는 자연스러운 것이라고도 말할 수 있다.

더구나 혈당치가 급격히 올라가는 정제 탄수화물 중심의 현대

식생활은 허약한 당질대사 시스템을 풀가동해 살아가는 것이므로, 인체의 특질에서 보면 이상하다고 할 수밖에 없다. 곡물을 먹는 것이 불가결하다는 생각은 역시 역사적인 선입견이며, 환상에 지나지 않는 것이다.

중성지방은 줄어들고,
몸에 좋은 콜레스테롤은 늘어난다

당질제한식은 의학적인 데이터 면에서 보아도 건강에 장애가 되는 치료법이 아니다. 이제 당질제한식을 소개했을 때 종종 나오는 몇 가지 질문에 답을 하면서, 이 점을 명확히 하고자 한다.

우선 자주 받는 질문 사항은 당질제한식으로 중성지방이나 콜레스테롤 등의 상태가 악화되는 것은 아닌가 하는 것이다.

당질제한식을 극단적으로 말하면, 주식을 포함해 전분이나 설탕 등은 전혀 먹지 않아도 좋다는 것이다. 칼로리 비율로 말하면 슈퍼 당질제한식의 경우 지방이 55%, 단백질이 25~30%, 당질이 15~20%이다. 이 비율만 보아도 알 수 있듯 당질제한식은 결과적으로 고지방, 고단백질이라 할 수 있는데, 각종 검사의 결과를 보면 이 식사법으로 인해 건강이 나빠졌다고 생각되는 부분은 없었다.

예를 들어 나 자신도 당뇨병으로, 슈퍼 당질제한식을 실시하면서 항상 검사 데이터를 뽑고 있는데, 중성지방은 50~60, 요당치는 2.5~2.7, 콜레스테롤은 210, HDL 콜레스테롤(고밀도 지단백)이 99, LDL 콜레스테롤(저밀도 지단백)이 97이다. 총섭취 칼로리는 1800kcal로 여기에 반주로 희석시킨 소주를 4~5잔 마시고 있다. 신장 167cm, 체중 57kg, 혈압 120/70이다. 참고로 2년 전에는 체중 67kg, 혈압 160/100에 내장지방비만, 내당능 이상(耐糖能異常, 인슐린이 제 기능을 못하게 된 상태-옮긴이)으로 대사증후군(5장 참조)의 진단 기준에 달하고 있었다.

지금도 가끔씩 점심식사로 주식을 먹을 때는 식후 두 시간 혈당치가 200mg/dl을 넘어 당뇨병 영역에 들어가지만, 그래도 혈당의 평균치를 반영하고 있는 HbA1c는 4.9% 정도로 양호하다.

다카오 병원에서 당질제한식을 실시하고 있는 환자들도 마찬가지로, 건강에 악영향을 주는 상황은 일어나지 않고 있다.

우리가 많은 환자들에게 당질제한식을 실시해서 얻은 데이터에서는 혈당만이 아니라 중성지방이나 콜레스테롤의 상태도 호전되고 있음을 알 수 있다.

즉 중성지방은 급속히 개선되고 HDL 콜레스테롤은 상승한다. LDL 콜레스테롤은 낮아지는 사람과 높아지는 사람으로 나눠지지만 이것은 그렇게 걱정할 필요가 없다.

일반적으로 콜레스테롤 중 HDL 콜레스테롤은 몸에 좋고, LDL 콜레스테롤은 몸에 나쁘다고 알려져 있다. 하지만 최근의 연구에 의하면, 엄밀하게 건강에 나쁜 것은 LDL 콜레스테롤 중에서도 '스몰 덴스(small dense) LDL'이라고 불리는 것이라고 한다.

스몰 덴스 LDL은 크기가 작고 비중이 무거운 LDL인데, 이것은 중성지방 수치가 낮으면 나오기 어렵다. 당질제한식을 실시하면 중성지방이 낮아지므로 스몰 덴스 LDL도 낮아질 것으로 예측할 수 있다.

이처럼 당질제한식은 비교적 고지방의 식사법이기는 하지만, 이것 때문에 중성지방이나 콜레스테롤의 상태가 나빠지는 것이 아니라 오히려 개선되어간다.

지방을 55%나 섭취하는데 중성지방도, 콜레스테롤 수치도 정상이라고 하면 많은 사람들이 놀라겠지만, 이것은 결코 이상한 일이 아니다. 이것을 설명하기 위해 우리 몸에 섭취된 지방이 어떤 식으로 처리되는지 살펴보고자 한다.

지방을 섭취하면 소화기관에 흡수되어 림프관으로 들어간 후 쇄골하정맥이라는 곳에서 혈액과 합류한다. 림프관에 들어갔을 때의 지방은 카이로 마이크론이라는 중성지방이 융합한 형태를 하고 있는데, 이 카이로 마이크론은 혈액이 한번 순환하면 즉시 지방조직과 간장에 흡수된다.

따라서 아무리 고지방식을 먹어도 그 지방은 인체의 지방조직과 간장에 거의 빼앗겨버리므로 혈액 속에는 남아 있지 않아 혈액의 중성지방치가 올라가는 일은 없다.

중성지방과 콜레스테롤 수치가 높은 사람은 지방을 많이 섭취해서 그렇게 된 것이 아니다. 오히려 체지방을 별로 사용하지 않은 것이 원인이라고 할 수 있다. 이것은 당질을 지나치게 많이 섭취하는 식생활로 인해 당질대사와 지방대사의 균형이 깨져 체지방을 분해시키는 회로가 제 기능을 못하게 되었기 때문이다.

이러한 사실은 저지방식으로 당뇨병, 비만, 심근경색 등은 줄지 않는다는 것을 입증한 미국의 여러 연구에 의해서도 뒷받침되고 있다.

결론적으로 말하면 중성지방이나 콜레스테롤 등이 높아지는 원인은 고지방식이 아니라, 정제된 당질을 지나치게 섭취해 대사의 균형이 깨진 데 있는 것이다.

케톤체 수치의 상승은
이상 현상이 아니다

　당질제한식을 시작한 환자들이 놀라서 자주 질문하는 것이 케톤체(불완전 연소된 지방으로 혈액의 산성화를 높이는 주범-옮긴이) 수치에 관해서이다.

　당질을 제한하면 식사 내용은 단백질과 지질이 필연적으로 많아진다. 때문에 당질제한식을 시작하면 얼마간은 혈중 케톤체 수치가 상승하기도 한다.

　당뇨병 환자의 케톤체 수치가 올라갔다고 하면 보통 의료 관계자들은 놀라게 마련이다. 통상적으로 당뇨병 환자의 케톤체 수치가 높다는 것은 아주 위험한 상태를 나타내기 때문이다.

　하지만 당질제한식의 경우 케톤체 수치의 상승은 조금도 위험한 것이 아니다.

현대인은 당질대사를 빈번히 이용하는 생활을 하고 있기 때문에 상대적으로 지질대사의 기능이 약해져 있다. 그러나 당질제한식에서는 당질대사를 그다지 이용하지 않아 지질대사가 우세해지므로 이와 같은 현상이 일어난다. 이것은 당뇨병이 악화되어 일어나는 것과는 근본적으로 다른, 아주 자연스러운 생리현상으로 위험성은 전혀 없다.

일반적으로 당뇨병 환자의 케톤체가 상승해서 위험한 것은 고혈당을 동반하는 경우이다. 이와 같은 때는 혈액 속에 포도당이 남아돌고 있음에도 불구하고 세포는 그것을 이용할 수 없게 된다. 따라서 어쩔 수 없이 우리 몸은 지질대사를 진행시켜 혈중에 케톤체가 증가하는 것이다.

이것은 당뇨병이 상당히 악화된 상태로, 즉시 조치를 취하지 않으면 생명이 위험하다.

이에 반해 당질제한식을 실시해서 혈중 케톤체 수치가 상승하는 경우는 고혈당을 동반하지 않으므로 근본적으로 상황이 다르다. 이 경우 케톤체 수치가 올라가는 것은 당뇨병이 악화되었기 때문이 아니다. 당질을 섭취하지 않기 때문에 에너지 획득 시스템으로서 당질대사보다 지질대사가 우세해져 일시적으로 혈중에 케톤체가 증가하는 것이다.

실제로 당질제한식으로 케톤체 수치가 올라간 환자의 상태를 보면 대부분의 경우는 수주일, 길어도 3개월 안에 케톤체 수치가 안정된다. 즉 당질제한식으로 일어나는 케톤체 수치의 상승은 당질대사가 우세한 상태에서 지질대사가 우세한 상태로 바뀔 때 발생하는 과도기적 현상으로 아주 자연스러운 생리현상이라 할 수 있다.

약에 의존하지 않는 치료법

 우리는 당뇨병의 근본은 당질처리 시스템에 이상이 있고, 그 치료의 기본이 되는 것은 당질대사를 지배하는 췌장을 쉬게 하는 것이라고 생각한다.
 이 관점에서 보면 약물요법보다 당질제한식이 실제 치료 면에서 유리하다고 할 수 있는데, 일반적으로 시행되고 있는 약물치료에 대해 잠깐 살펴보자.
 최근 자주 쓰이고 있는 치료법 중 하나는 발병 초기의 당뇨병이라도 한 달 정도 입원시켜 하루 세 번의 식사 전에 반드시 단시간 작용하는 인슐린 주사를 놓는 것이다. 이렇게 하면 식후 고혈당을 억제함과 동시에 췌장이 인슐린을 추가분비하는 부담을 줄이게 된다. 이를 강화 인슐린 요법이라고도 한다.

아직 가벼운 당뇨병인데도 하루에 몇 번씩 주사를 맞는 것은 환자로서는 부담이 되겠지만, 췌장을 쉬게 한다는 관점에서 보면 강화 인슐린 요법은 이치에 맞고 효과적이다.

한편 환자가 입원을 꺼려하는 경우에는 경구 혈당강하제를 복용하도록 하는데, 이 방법에는 문제가 있다고 할 수 있다. 당뇨병의 경우 췌장의 베타 세포는 지쳐 있어 인슐린이 분비되기 어렵다. 그런데 이렇게 피곤에 지친 췌장에 무리하게 인슐린을 분비하도록 하는 것이 경구 혈당강하제이다. 그렇지 않아도 피폐해져 있는 췌장을 더욱 채찍질하는 격이다. 이래서는 췌장을 더더욱 약하게 할 뿐 당뇨병의 근본적인 치료라고 할 수 있을지 의문이다.

예를 들어 경구 혈당강하제로 흔히 이용되는 유글루콘이나 아마릴 등의 경우는 24시간 동안 효과가 지속된다. 따라서 이러한 약제로는 식후 고혈당의 위험이 있는 시간뿐 아니라 인슐린의 추가분비가 필요 없는 시간까지 췌장을 혹사시키게 된다.

이와 같은 경구 혈당강하제를 사용하면 췌장의 기능은 더욱 약해지므로 약을 복용함에 따라 약효도 없어져 간다. 다카오 병원에서도 기존의 당뇨병식을 실시하면서 유글루콘을 몇 년이나 지속적으로 복용해 그 기간 동안은 당뇨병에 차도가 있었지만 어느 시점부터 갑자기 상태가 나빠졌다는 환자를 많이 봐왔다.

최근에는 식전에 먹고 식후 고혈당만을 억제하는 고속성 식후 혈당강하제도 시판되고 있다. 췌장을 혹사시킨다는 의미에서는 별 차이가 없지만, 두 시간만 작용하고 뒤탈이 없어 어느 정도는 괜찮은 약이라고 할 수 있다.

이외에 당뇨병에 사용되는 약제로는 글루코바이나 베이슨 등과 같이 전분의 분해를 늦춰 더디게 흡수시킴으로써 식후 고혈당을 억제하는 타입도 있다. 이들은 췌장 기능과는 관계가 없으므로 췌장을 혹사시키지는 않는다. 다만 이러한 타입의 약제로는 한정적인 효과밖에 얻을 수 없는 것이 단점이다. 나도 이 약제를 시험해본 적이 있는데, 현미를 180g 먹은 경우 원래라면 혈당치가 260mg/dl 정도였으나 글루코바이를 복용하자 220~230으로 내려갔다.

즉 어느 정도의 효과는 있지만, 혈당치가 200을 넘으면 동맥의 혈관 내피가 즉시 손상되므로 이 정도로는 충분하다고 할 수 없다.

그리고 최근 유행하고 있는 약제로 인슐린 저항성 개선제가 있다. 이것도 췌장에 작용하는 약이 아니라는 점이 이점이지만, 부종이나 심부전 등의 부작용이 생길 염려가 있다.

이외에도 췌장의 기능과는 관계가 없는 약제로 메트포르민 등의 비구아나이드 계열이 있다. 이것은 1장에서 소개한 UKPDS에서 재평가한 것으로 유용한 약이라고 생각된다.

지금까지 설명한 약물요법에 대해 정리하면 다음과 같다.

❶ 강화인슐린 요법은 어느 정도는 이치에 맞지만 환자에게 부담이 크다.
❷ 경구 혈당강하제는 약해진 췌장을 채찍질하는 격이므로 근본적인 치료는 되지 않는다.
❸ 당질의 분해를 늦추는 약제는 약효가 한정적이다.
❹ 인슐린 저항성 개선제는 부작용이 생기기 쉽다.

이처럼 약물요법은 어딘가에 무리가 있는 것이 많다. 하지만 당질제한식에는 무리라고 할 만한 것이 없다.

당뇨병에서 중요한 것은 약해진 췌장을 쉬게 하는 것이라고 할 수 있다. 췌장을 쉬게 하는 데에는 강화요법과 같이 외부에서 인슐린을 투입하지 않고도 당질을 섭취하지 않는 식사로 당질대사 자체를 필요 없게 만들면 된다.

당뇨병은 약제에 의존하지 않고 식사로 관리할 수 있다. 그러기 위해서는 식사에서 당질을 제한하는 것이 무엇보다 중요하다.

길게 봐도 마이너스는 아니다

지금까지 당질제한식에 관해 이누이트나 조몬인의 식생활, 당질과 지질의 대사 균형, 그리고 의학적 데이터라는 여러 가지 각도에서 살펴보았다. 마지막으로 한 번 더 이들을 정리해 장기간 동안 당질제한식을 계속해도 괜찮은지에 대한 불안을 해소하고자 한다.

다카오 병원에서 당질제한식을 시작한 것은 아직 5년 정도에 불과하므로 장기 예측에 관한 데이터를 얻기에는 시기상조라고 할 수 있다. 따라서 과학적인 입장에서 신중한 태도를 취한다면 30년 후, 50년 후에도 이 식사법이 괜찮을 것이라는 단언은 할 수가 없다.

하지만 그래도 현대의학이 지금까지 쌓아온 성과를 믿는다면 상당한 확신을 갖고 권유할 수 있다.

당질제한식을 계속하는 데 대한 불안은 주로 다음의 두 가지 점일 것이다.

❶ 곡물 등의 주식을 먹지 않는 식생활로 건강상의 문제는 없을까?
❷ 고지방, 고단백의 식사는 병을 초래하지 않을까?

우선 곡물 등의 주식을 먹지 않는 식생활이 예상하지 못한 병을 초래하는 것은 아닌지에 대해서는, 앞에서 소개한 이누이트의 생활과 인류가 거쳐온 역사가 그것을 판단하는 귀중한 자료가 된다.

극단적인 저혈당, 고지방, 고단백의 식생활을 계속하고 있음에도 불구하고 이누이트에게는 이상한 병이 나타나지 않았다. 오히려 심근경색, 뇌경색, 암, 당뇨병 등 현대사회에서 증가하고 있는 치사율이 높은 병은 그들에게 극단적으로 적다. 굳이 찾자면 뇌출혈의 비율만은 서구인과 비슷한데, 이것은 그들의 혈액 상태가 너무나 건강해서 혈액이 지나치게 잘 흘러 출혈이 일어날 경우 멎기가 조금 어렵기 때문이다.

곡물을 주식으로 섭취하지 않는 식생활을 몇천 년이나 계속해온 사람들의 데이터는 이러한 식생활을 계속할 경우 우리가 어떻게 될지를 추측하는 근거자료가 된다. 여기에서는 위험한 병을 초래한다는 마이너스는 거의 눈에 띄지 않고, 현재 우리를 괴롭히고 있는 여러 가지 질병이 적다는 플러스만 발견된다.

주식을 먹지 않으면 무슨 문제가 생기는 것은 아닐까 하는 불안은 이누이트라는 귀중한 실례로 어느 정도는 해소되었다고 생각한다.

그리고 고지방식이 동맥경화로 연결되어 병을 초래하지는 않을까라는 또 한 가지의 불안에 대해서는 현대의학의 데이터가 그것을 부정하고 있다.

당질제한식은 고지방, 고단백의 식사지만 중성지방, 콜레스테롤, 혈당치 등 현대병(대혈관성 질환)의 위험 판정에 이용되는 수치들이 모두 양호한 상태를 보여주고 있다. 중성지방, 혈당치는 당질제한식을 실시하면 거의 즉시 줄어든다.

그리고 콜레스테롤의 경우 콜레스테롤의 총량은 사람에 따라 다르지만, 몸에 좋다고 여겨지는 HDL 콜레스테롤은 상승하고 몸에 아주 나쁜 스몰 덴스 LDL은 감소하는 것으로 추측된다.

고지방식을 먹는데도 중성지방과 몸에 나쁜 콜레스테롤이 늘어나지 않는다는 것은 지금까지 우리가 임상 현장에서 얻은 데이터에 기반을 둔 엄연한 사실이다.

우리는 그 원인이 당질 제한에 의해 당질대사가 줄어들어 지질대사가 촉진된 것에 있다고 생각하고 있다. 즉 지질을 많이 섭취해도 그 이상으로 지질이 연소되기 쉬운 몸이 되어 있기 때문에 중성지방이나 몸에 나쁜 콜레스테롤이 늘어나지 않는 것이다.

이처럼 동맥경화를 일으키는 요인이 전부 줄어들게 되므로, 혈관성 질환의 위험은 줄어들지언정 늘어난다고 생각하기는 어렵다.

따라서 현대의학의 견지를 믿고 당질제한식을 장기간 실시한 경우 그 결과를 예측한다면, 의학적인 데이터에 위험 요인이 보이지 않으므로 괜찮은 치료법이라고 할 수 있다.

인체의 대사 균형에서 생각하면 적어도 정제된 당질을 과다섭취하는 식사보다 지질대사를 촉진하는 식생활이 훨씬 자연스럽다. 정제 탄수화물이 지나치게 많은 현대의 식생활 때문에 대사의 균형이 무너지고 있는 것이 바로 당뇨병이다.

당질을 섭취하지 않는 식생활을 하면 지질대사 중심의 생활로 돌아가 췌장을 쉬게 하고 무너진 대사 균형을 조금씩 본래의 형태로 되돌리는 것이 가능하다.

이처럼 당질제한식은 인체의 메커니즘에서 따져보아도 이치에 맞는 요법이다.

다음 장에서는 당질제한식의 내용을 소개하고자 한다. 아주 간단한 내용이므로 읽고 기본적인 방식과 식재료의 선택방법을 알면 누구라도 실행할 수 있다.

현대의 식생활에서 생긴 선입견이나 불필요한 불안감을 버리고 꼭 당질제한식을 시험해보기를 바란다.

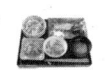

4

당질제한식으로 좋은 음식, 좋지 않은 음식

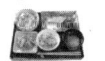

이 장에서는 당질제한식의 구체적인 내용에 대해 소개한다. 식품의 선택방법이나 실제 식생활에서의 주의할 점 등을 설명하고, 혼자서도 당질제한식을 실행할 수 있도록 가이드라인을 제시한다.

당질제한식의 기본 방식

당질제한식의 기본 방식은 혈당치를 높이는 당질을 제한하고 단백질과 지방이 중심인 식사를 하는 것이다. 하지만 줄인다고 해도 당질이 제로가 되는 것은 아니다. 이것은 점심식사에서 주식을 섭취하는 것 이외에도 야채나 견과류 등의 식품에 일정량의 당질이 포함되어 있기 때문이다.

물론 육류나 생선도 마찬가지로, 동물의 육체에도 아주 소량의 당질이 들어 있다. 때문에 세 끼 모두 주식을 먹지 않는 경우에도 당질은 총칼로리의 약 15~20%를 차지하게 된다.

당질제한식에서는 빵, 곡류 등의 주식을 먹는 것은 점심뿐으로, 아침과 저녁에는 주식을 먹지 않는다. 물론 부식을 선택할 때도 세 끼 모두 당질이 많은 식품은 피한다.

이런 식으로 식품을 선택함으로써 식후 고혈당이 발생하는 시간을 되도록 줄일 수 있는 것이다.

아침, 점심, 저녁의 당질제한식

그러면 구체적인 식사의 예를 보면서 당질제한식을 소개하겠다.

아침식사

- 전분, 설탕은 절대 안 된다.
- 수분 : 물, 차, 커피(무설탕), 홍차(무설탕), 야채 주스(당근 등 당질이 많은 재료를 사용하지 않은 것)
- 야채, 해조류 : 볶은 것, 데친 것, 튀김, 생식 등 어느 방법이나 OK, 야채 주스, 건더기가 많이 들어간 된장국
- 단백질, 지방 : 달걀, 생선, 육류, 치즈, 콩류, 두부, 된장 중에서 한두 가지

점심식사

- 전분 : 점심식사에서는 전분이 많은 주식을 먹어도 좋다. 단, 많이 먹는 것은 금물, 현미밥이라면 한 공기 정도. 설탕은 점심식사에서도 안 된다. GI가 낮은 현미, 메밀국수, 전립분(통밀을 정제하지 않고 그대로 간 검은 밀가루 – 옮긴이)을 사용한 빵이나 파스타 종류가 바람직하다.
- 야채, 해조류 : 아침식사와 같음
- 단백질, 지방 : 육류, 콩, 콩 가공식품 등

저녁식사

- 전분, 설탕은 절대 안 된다.
- 야채, 해조류 : 여러 종류의 야채를 먹는다. 조리법은 아침과 같이 기호대로.
- 단백질, 지방 : 생선, 육류, 달걀 등 동물성과 콩이나 콩 가공식품 등의 식물성을 적절하게 같이 먹는다.
- 술 : 소주나 위스키 등 증류주라면 적당히 마셔도 괜찮다.

이상이 당질제한식의 구체적인 내용이다. 앞에서도 조금씩 언급했지만 여기서 한 번 더 그 특징을 정리해보겠다.

❶ 아침식사와 저녁식사에서는 주식을 빼고 점심식사에서만 적정량의 주식을 먹는다.
❷ 점심식사의 주식 이외에 전분이나 설탕과 같이 당질이 많은 식품은 먹지 않는다.
❸ 부식은 단백질과 지방이 주로 포함된 식품을 중심으로 한다.
❹ 지방의 섭취를 특별히 제한하지 않으므로 볶음류나 튀김류를 포함해 거의 대부분의 조리가 가능하다.
❺ 적정량의 증류주(소주나 위스키 등)라면 음주도 괜찮다.

튀김에는 밀가루가 쓰이지만 적은 양이므로 그렇게 신경 쓰지 않아도 된다.

그리고 칼로리는 너무 철저하게 생각할 필요가 없다. 상식적으로 보아서 아주 많은 양을 먹지 않는 이상 칼로리 계산은 불필요하다. 일단 건강한 사람을 기준으로 한 하루 표준 칼로리를 염두에 두면 충분한데, 표준 체격인 사람이라면 여성은 1600kcal, 남성은 1800~2000kcal 정도가 적당하다.

즉 당질제한식의 중점은 당질을 제한하는 것이므로 칼로리 제한에는 그다지 신경 쓸 필요가 없다.

또한 실제로 시험해보면 알 수 있겠지만, 단백질과 지방을 중심으로 한 식사는 주식을 먹는 일반 식사에 비해 같은 칼로리를 섭취해도 그 양이 훨씬 풍성하다. 예를 들어 현미밥 한 공기는 200kcal인데, 이것을 두 공기 먹으면 돈가스 1인분(382kcal)이나 로스 스테이크 150g(375kcal)처럼 큼직한 스테이크 한 장보다 열량이 많다.

　이처럼 같은 칼로리라도 현미와 육류 또는 생선을 비교하면 양적으로 큰 차이가 난다. 따라서 당질제한식에서는 칼로리 과다가 되는 경우는 거의 없고 오히려 고령의 환자에게는 칼로리 부족이 일어나기 쉬울 정도이다.

　즉 당질제한식에서는 칼로리 제한에 신경 쓰기보다 이 책에서 소개한 구체적인 메뉴를 참고해 식사량을 대략적으로 생각해보는 것만으로 충분하다.

　이상이 당질제한식의 기본적인 내용이다. 그러면 지금부터는 더욱 구체적인 식품 선택에 대해 이야기해보기로 하겠다.

피해야 할 식품 1
전분이 많은 식재료

우선 당질제한식을 할 때 먹어도 좋은 식재료와 피해야 할 식재료에 대해 정리한 표 7을 보자. 지금부터는 이 표를 기준으로 식재료 선택에 대해 설명하겠다.

당질제한식에서 가장 중요한 점은 당질을 제한하는 것이다. 따라서 당질이 많은 식품이 구체적으로 어떤 것인지를 알아두고 매일매일의 식사에서 그런 종류의 식품을 피하는 것이 가장 큰 핵심이다.

식품에 포함된 당질은 대략적으로 전분과 설탕 등의 단맛을 내는 물질로 분류할 수 있다.

우선 전분이 많은 식품으로 제일 먼저 꼽을 수 있는 것이 곡류인데, 일반적으로 주식이 되는 음식이라고 생각해도 좋다. 쌀, 밀, 보

표 7 먹어도 좋은 식품과 피해야 할 식품

	먹어도 좋은 식품			
육류	쇠고기 가공품(햄, 베이컨 소시지, 콘비프)	돼지고기	닭고기	
어패류	어류 문어	조개류 오징어	조미하지 않은 통조림	
유제품	치즈	생크림	버터	요구르트(무가당)
알 종류	달걀	메추리알	대두제품(두부, 유부, 된장, 콩비지)	
콩 종류	대두(삶은 것)	대두제품(두유, 유부, 된장, 콩비지)		
야채류	무절임 그린아스파라거스 꽈리고추 브로컬리 풋콩 생강 가지 유채 부추 파 오이	우엉 양파 청경채 광두릅 쑥갓 방울토마토 콩나물, 숙주나물 모로헤이야 레터스 양배추 무	죽순 피망 머위 토마토주스 토마토 양하 오크라 순무 콜리플라워(꽃양배추) 무말랭이 배추	파슬리 화이트아스파라거스 차조기 참외 시금치 파드득나물 토란줄기 미나리 셀러리 고비 실파 고사리
견과류	아몬드 호두	호박 마카다미아	소나무씨 땅콩	해바라기씨 깨	피스타치오
버섯류	팽이버섯 새송이버섯	양송이버섯 나메코(담자균류의 식용버섯)	표고버섯	느타리버섯	목이버섯 송이버섯
해조류	대황(바닷말의 한 종류)	미역	우뭇가사리	김 다시마 녹미채 한천	
조미료	간장 소금	마요네즈 향신료	된장(흰된장은 제외) 식초		
유지류	샐러드유	참기름	라드(요리용 돼지기름)	버터	요리에 쓰는 소기름
기호음료	소주 워커	위스키	진	브랜디 럼주	커피(무설탕) 홍차(무설탕)
곡 류				
감자류	곤약			
과일류				
과자류				

	피해야 할 식품			
육 류	조미통조림			
어패류	생선조림	생선묵△	조미통조림	
유제품	우유	요구르트(설탕 첨가한 것)		
알 종류				
콩 종류	대두(설탕에 볶은 것)△ 콩가루△		팥	강낭콩 종류
야채류	호박 옥수수 감미료로 맛을 낸 야채절임 당근주스	연근 쇠귀나물	백합뿌리 당근△	누에콩 겨자무
견과류	은행	칠엽수씨	밤	연씨
버섯류				
해조류				
조미료	우스터소스 돈가스소스 콩소메수프 재료(콩소메큐브) 굴소스 과립조미료 케첩 칠리소스 가레라이스루 히이리스루 크림소스 숯지게미 미림 설탕 꿀 단된장(흰된장)			
유지류				
기호음료	청주 맥주 발포주 포도주(적포도주△) 소홍주(중국술) 매실주 백주			
곡 류	쌀(밥, 죽, 떡) 밀(빵류, 면류, 밀가루, 만두피) 메밀 시리얼 비훈(멥쌀로 만든 납작한 중국면의 일종)			
감자류	고구마 칡 감자가루 감자 얼레지가루 갈분 당면 토란 옥수수녹말 참마△			
과일류	아보카도△ 딸기△ 여름밀감△ 사과△ 비파나무열매△ 그 외 과일 전반 말린 과일(건포도, 자두 등) 통조림류 주스류			
과자류	설탕이 들어간 과자류(케이크, 쿠키, 젤리, 아이스크림 등) 스낵과자(포테이토칩 등) 쌀과자(강정 등) 청량음료(100% 과즙, 스포츠 드링크도)			

리 등이 대표적인 곡류로, 최근에 건강식품으로 자주 소개되는 좁쌀, 피, 수수 등의 잡곡도 포함되며, 옥수수도 가루로 빻아 주식으로 먹는 경우가 있다.

이 중에서 우리가 일상적인 식생활에서 가장 자주 접할 수 있는 것이 쌀과 밀로, 이 두 가지를 사용한 식품에는 주의가 필요하다.

쌀을 사용한 식품으로는 밥, 죽, 떡 등이 있으며, 밀을 사용한 식품은 쌀보다 훨씬 다양하다.

우선 빵류는 밀가루가 원재료이므로 피해야 한다. 그리고 각종 면류도 대부분이 밀가루로 만들어져 있다. 인스턴트 면류, 우동, 소면 등과 스파게티, 마카로니 등의 파스타 종류는 모두 밀가루 제품이다. 이외에도 만두피나 과자 종류에도 밀가루가 주로 쓰이고 있다.

쌀이나 밀 이외의 곡물이 식품에 쓰이는 경우는 메밀국수나 시리얼 등으로 대개 원재료가 표시되어 있어 알기 쉽다. 이러한 식품에도 곡물이 사용되고 있으므로 피해야 한다.

곡물 다음으로 주의해야 할 것은 감자류이다. 고구마, 감자, 토란 등이 대표적인데, 전분이 많이 포함되어 있으므로 이러한 식재료를 사용한 요리는 피해야 한다.

감자류에 주의가 필요한 것은 이것을 원재료로 한 녹말가루가 여러 가지 식품으로 바뀌어서 시판되고 있기 때문이다. 예를 들어

갈분(칡뿌리로 만든 가루)이나 얼레지가루 등에는 감자 전분이 사용되고 있고, 당면도 이러한 전분을 원재료로 쓰고 있으므로 피해야 한다.

한 가지 더 주의가 필요한 것은 야채이다. 대부분의 야채는 당질제한식에서 먹어도 괜찮은 식품이지만, 이 중에는 전분이 많은 것도 있는데, 호박, 쇠귀나물, 연근 등이 대표적이다.

이와 같이 곡물, 감자류, 일부의 야채는 전분을 다량 포함하고 있으므로 당질제한식에서는 피해야 할 식품이라는 것을 염두에 두기 바란다.

피해야 할 식품 2
설탕 등의 감미료와 소스류

이번에는 설탕 등의 감미료와 소스류에 대해 알아보자.

현대인의 식생활에서 설탕은 거의 대부분의 식품에 사용되고 있다. 그 중에는 설탕이 다량 함유되어 있다는 사실을 간과하게 되는 식품이 많으므로 특히 주의해야 한다.

설탕을 사용한 식품 중에서 가장 먼저 언급하고 싶은 것은 보존식품이다. 통조림이나 레토르트, 진공 팩 등의 형태로 판매되는 식품으로, 여기에는 설탕이 다량 함유되어 있다.

이러한 보존식품에 설탕을 많이 사용하는 이유는 보존 효과가 좋기 때문이다. 식품이 쉽게 부패되지 않도록 설탕이나 물엿 등을 사용해 맛을 진하게 하는 것은 옛날부터 알려져온 방법으로, 이 때문에 보존식품에는 흔히 설탕이 사용되기 쉽다.

보존식품과 함께 주의해야 할 것은 감미료와 소스류이다. 조미료 중에서 설탕을 포함해 꿀, 물엿 등 단맛을 내는 것을 감미료라고 하는데, 이것은 당질 그 자체이므로 반드시 피해야 한다.

최근에는 흑설탕이나 조당(粗糖, 설탕 제조과정에서 당밀을 분리시킨 설탕 결정을 분밀당이라고 하며, 분밀당을 다시 용해하여 정제당의 원료로 쓰이는 것을 조당이라고 함-옮긴이), 또는 메이플 시럽 등이 건강에 좋다고 소개되고 있지만, 이것들은 혈당치를 아주 쉽게 올리기 때문에 당뇨병에 있어서는 보통의 설탕과 같다고 생각하는 것이 좋다.

우스터소스, 돈가스소스, 케첩 등은 당분이 들어 있지 않다고 생각하기 쉽지만, 단맛이 느껴지는 것을 보면 알 수 있듯 당질이 많이 포함되어 있다.

한편, 단맛을 느낄 수 없는데도 당질이 포함된 소스류도 있는데, 콩소메수프 재료, 굴소스, 카레라이스루(Curry roux: 밀가루, 카레가루를 버터로 볶은 것), 크림소스 등이 해당된다. 여기에 사용되는 당질은 전분으로, 역시 피하는 편이 좋다.

하지만 실제 식사에서 이러한 감미료나 소스류까지 철저히 피하는 것은 어려울지도 모른다. 따라서 극히 적은 양으로 제한해서 쓸 수밖에 없을 것이다. 예를 들어 조림 등에 사용하는 설탕을 작은 한술 정도로 하거나 튀김 위에 얹는 우스터소스를 소량으로 하는 등 되도록 절제하는 방향으로 하는 게 좋다.

❶ 보존식품 중에 설탕을 많이 사용한 것들은 피한다.
❷ 평소의 식사에서 당질이 많은 감미료나 소스류는 되도록 절제한다.

이 두 가지를 꼭 유념해두자.

적정량이면 무난한, 중간적인 식품

이제 당질제한식의 기본적인 내용과 구체적인 식품 선택에 대해서는 어느 정도 이해했을 것으로 생각한다. 그러면 식품 선택의 마지막 단계로 괜찮다고 할 수는 없지만 그렇다고 반드시 피해야 할 정도도 아닌, 중간적인 식품을 몇 가지 소개하고자 한다. 이것은 표 7에서 △ 표시를 해둔 식품이다.

먼저 생선묵 종류를 살펴보자. 생선묵의 주원료는 말 그대로 생선이므로 원래는 당질제한식에서 문제가 될 것은 없다. 하지만 이들 제품은 대개 반죽할 때 전분을 사용한다. 전분의 양이 그렇게 많지는 않아 절대 먹어서는 안 된다고 할 수 없지만 그래도 절제하는 편이 좋다.

다음은 적포도주이다. 포도주는 양조주이므로 당질제한식에서는 원래 피하는 것이 좋지만, 적포도주의 경우 당질의 양이 그렇게 많지는 않다. 따라서 와인 잔에 한두 잔 정도라면 마셔도 괜찮다.

마지막으로 알아둘 것이 참마인데, 참마는 감자류이다. 감자류에는 전분이 많아 대부분은 먹으면 혈당치가 상당히 올라간다. 하지만 참마를 생식하는 경우 실제로는 혈당치가 그렇게 올라가지 않는다.

의사 자신이 당뇨병인 경우는 새로운 치료를 자신이 먼저 시험해볼 수 있는 이점이 있다. 당질제한식에서 환자들에게 권하는 식재료를 선택할 때도 나는 반드시 내가 먼저 먹어보고 식후 혈당을 체크한다.

참마의 경우에도 먼저 시험해봤는데, 두 시간 후 혈당치는 그렇게 올라가지 않았다. 그 후 다른 환자가 시험해봤을 때도 같은 결과가 나왔다.

다들 알고 있겠지만 참마에는 끈적끈적한 점액질이 있다. 이것은 무틴이라는 물질이 함유되어 있기 때문인데, 이 무틴 덕분에 당질의 흡수가 더디어져 식후 혈당치가 올라가지 않는 것이다.

감자류는 전분이 많으므로 원래는 권장할 수 없는 식품이지만 참마만은 예외라고 할 수 있다. 하지만 당질이 많다는 것은 변함없는 사실이고, 무틴에 대한 연구도 아직 진행 중인 단계이므로 많이 먹지 않는 게 좋을 것이다.

참마는 가열하면 끈적끈적함이 사라져 혈당치가 올라가므로 먹을 때는 되도록 생식하도록 한다.

이와 같은 중간적인 식품은 반드시 피해야 한다고는 말할 수 없지만 지나치게 많이 먹지 않는 편이 무난하다.

술 마실 때 꼭 알아두어야 할 것들

이번에는 실제 생활 속에서 구체적으로 주의할 점에 대해 몇 가지 이야기하고자 한다.

첫 번째로 술의 선택방법과 술을 마실 때에 주의할 점이다.

술에는 알코올이 함유되어 있으므로 기존의 당뇨병 치료에서는 금지품목 중 하나였다. 그러나 알코올 그 자체는 '엠프티 칼로리'로 일컬어지므로 칼로리 계산에 포함시킬 필요는 없다. 따라서 당질제한식에서는 알코올의 취급을 특별히 금지하고 있지는 않다.

다만 당질 제한이라는 목적을 위해서는 술의 종류를 선택할 필요가 있다. 왜냐하면 알코올은 문제가 없다고 하더라도, 술 종류에 따라서는 당질 함유량이 높은 것도 있기 때문이다. 즉 알코올이라서가 아니라 당질이 많아서 안 된다는 의미이다.

당질이 많아서 피해야 할 술 종류는 양조주로, 구체적으로는 맥주, 정종, 와인 등이다. 이들은 당질을 상대적으로 많이 함유하고 있으므로 당질제한식에서는 제외시킨다.

예를 들어 맥주 350cc 한 캔에 포함된 당질의 양은 최대 10g 정도로, 같은 양의 무당질 맥주는 약 3g이다. 이처럼 소량의 맥주 등에 포함되어 있는 당질은 아주 적은 양이므로 신경을 곤두세울 필요는 없지만 그래도 많이 마시지 않는 것이 좋다.

칵테일 종류도 피하는 것이 좋은데, 대부분의 칵테일은 증류주를 베이스로 하고는 있지만 여기에 당질이 많은 주스 등을 섞어서 만드는 경우가 많다.

이에 반해 증류주는 당질이 함유되어 있지 않으므로 적당량이라면 마셔도 괜찮다. 구체적으로 말한다면 소주나 위스키, 워커, 브랜디 등을 하루에 두세 잔 정도라면 마셔도 상관없다는 뜻이다. 적당량 이상 마시면 안 된다는 것은 당질의 문제가 아니라 간장에 나쁘거나 건강상 다른 문제가 생길 수 있기 때문이다.

권장하는 음주 방법은 소주 등의 증류주를 당질이 함유되어 있지 않은 물 등으로 희석시켜 마시는 것이다.

다카오 병원에서 당질제한식을 실시해온 환자 중에는 소주 등을 거의 매일 마시고 있는 사람이 몇십 명이나 되는데, 이들의 혈당 상태는 모두 양호하다.

음주에 관해 한 가지 더 주의해야 할 점은 마시고 난 뒤이다. 술을 좋아하는 사람들은 습관적으로 음주 후 '속풀이'를 위해 라면이나 우동 등을 흔히 먹는데, 이것은 절대 피해야 한다.

라면이나 우동 등의 면류는 당질이 상당히 많이 함유된 식품이기 때문이다. 일부러 증류주를 선택해 마셨어도 이래서는 당질 제한이 되지 않는다.

술을 마시면 공복을 느끼기 때문에 마무리로 뭔가를 먹고 싶은 기분은 이해한다. 하지만 이럴 때일수록 자신을 강하게 제어해야만 한다.

❶ 양조주는 안 되지만 증류주는 적당량이라면 마셔도 괜찮다.
❷ 술 마신 뒤 '속풀이'로 먹는 음식은 피해야 한다.

음주에 관해서는 위의 두 가지 사항을 잊지 말고 지키기 바란다.

우유나 청량음료는 안 된다

 두 번째로 주의해야 할 점은 술 이외의 음료를 선택하는 방법이다. 기호식품으로 인기가 있는 커피나 홍차 등은 설탕 없이 마신다면 괜찮다. 물론 설탕을 사용하지 않는 녹차 종류도 OK.
 단, 캔이나 페트병의 형태로 판매되고 있는 음료는 주의할 필요가 있다. 최근에는 '블랙 무당'이라고 표시되어 있는 것도 시판되고 있는데, 이것 이외의 것에는 당질이 다량 함유되어 있으므로 피해야 한다.
 가장 주의해야 할 것은 청량음료이다. 대부분의 청량음료에는 설탕이나 과당 등의 당질이 다량 사용되고 있다. 뿐만 아니라 이러한 청량음료에 사용된 당질은 물에 녹은 형태로 섭취되므로 흡수가 상당히 빨라 혈당치를 급격히 높이게 된다. 따라서 이와 같은 청량음료는 절대 마시지 않도록 한다.

흔히 '100% 과즙 주스라면 설탕이 첨가되어 있지 않으니까 마셔도 괜찮다'고 생각하기 쉽지만, 과일에는 원래 당질이 많이 포함되어 있고, 주스 형태가 되면 당질의 흡수율이 훨씬 높아진다. 따라서 아무리 100% 과즙이라고 해도 주스는 피해야 한다.

또 한 가지 사람들이 간과하기 쉬운 음료가 있는데, 바로 스포츠 드링크이다. 스포츠 드링크라고 하면 왠지 건강에 좋을 것 같은 이미지가 있지만, 당뇨병에 있어서는 청량음료와 마찬가지로 위험하다. 원래 스포츠 드링크는 땀을 많이 흘린 후 즉시 수분을 흡수시키기 위해 만들어진 음료이다. 하지만 당질이 많은 데다 빨리 흡수되기 때문에 당질 제한이라는 목적에서 보면 반드시 피해야 할 품목인 것이다.

청량음료와 함께 주의해야 할 음료가 한 가지 더 있는데, 바로 우유이다.

지금까지 설명해온 당질제한식에서 피해야 할 음료는 모두 단맛이 나는 것들이었다. 따라서 피해야 할 것과 그렇지 않은 것은 맛으로 구분할 수 있었다. 하지만 우유의 경우는 단맛이 거의 나지 않는다. 그럼에도 우유는 당질제한식을 실시하는 경우 반드시 피해야만 하는 음료이다.

이미 알고 있는 사람도 있겠지만 우유에는 의외로 당질이 많다.

우유에 함유된 당질은 유당이라는 물질인데, 이것 역시 혈당치를 높이는 원인이 된다. 따라서 당질제한식에서는 우유를 제외시키고 있는 것이다.

간식으로 먹어도 좋은 식품은
견과류와 치즈

세 번째로 주의해야 할 것은 간식에 관해서이다.

당질제한식에서는 공복감이 심할 때 먹는 간식은 특별히 금하고 있지 않다. 먹을 것이 풍부한 현대에 살고 있는 사람에게 간식을 금지한다고 해도 실제로는 실행하기 어려울 것이고, 식사요법을 장기적으로 해나간다고 생각하면 아무래도 간식은 어느 정도 허용하는 편이 좋기 때문이다.

하지만 간식으로 먹어도 괜찮은 식품에 대해서는 제한하고 있다.

우선 피해야 할 것은 단맛이 나는 과자 종류이다. 케이크나 쿠키 등에는 다량의 설탕이 포함되어 있을 뿐만 아니라 밀가루나 쌀 등의 전분이 많이 사용된다. 또한 젤리나 아이스크림 등도 그 맛에서 상상할 수 있듯이 설탕을 많이 사용해서 만들었기 때문에 먹어서는 안 된다.

　달지 않은 과자의 경우도 당질이 많이 들어 있는 것이 있다. 최근 젊은 사람들이 일상적으로 먹고 있는 스낵 과자 종류는 단맛이 나는 것은 물론 달지 않은 것도 피하는 게 좋다. 달지 않은 스낵 과자라고 해도 원재료의 대부분은 전분이 다량 포함되어 있는 밀가루나 옥수수, 쌀 등이기 때문이다. 포테이토칩도 감자를 튀긴 것이므로 전분과 기름덩어리라 할 수 있다. 따라서 스낵 과자는 절대 먹어서는 안 된다고 생각하는 것이 좋다. 같은 이유로 전병이나 강정 등의 쌀 과자도 안 된다.

　다음은 과일에 대해서인데, 이것은 형태에 따라 구분하는 것이 좋다. 일반적으로 생과일의 경우 소량 정도라면 가끔씩 먹어도 괜찮다. 과일에는 당분이 포함되어 있는데, 이것은 과당이라고 해서 비교적 GI가 낮고 과일의 대부분은 수분으로 이루어져 있으므로 당질의 총량은 그렇게 많지 않다. 즉 한 사람이 디저트로 보통 먹을 수 있는 딸기 10개나 사과 반쪽에 포함되어 있는 당질의 양은 소량으로, 이 정도라면 별로 문제될 것이 없다.

　하지만 같은 과일이라도 말린 것은 금물이다. 예를 들어 건포도나 말린 프룬(자두) 등의 경우 수분이 빠져 있으므로 전체량에서 당질이 차지하고 있는 비율은 상당히 높다. 또한 말린 과일을 먹으면 아무래도 한꺼번에 많이 먹게 되므로 아예 처음부터 피하는 편이 좋다.

과일 통조림도 안 된다. 이것은 대부분 시럽에 절이게 되므로 당질이 상당히 많다.

그러면 간식으로 먹어도 좋은 식품에는 어떤 것이 있을까?

첫 번째로 권하고 싶은 것은 견과류이다. 아몬드, 땅콩, 마카다미아 등은 지질이 많고 당질이 적은 식품으로, 이러한 견과류를 먹으면 배도 쉽게 불러 공복감을 느낄 때의 식품으로는 안성맞춤이다.

또한 치즈도 당질이 적어 간식으로 적당하며, 말린 조갯살이나 멸치 등은 간식으로뿐 아니라 술안주로도 좋다.

이상으로 간식의 선택방법에 대해 살펴보았다. 이 중에서 과자 종류는 도저히 포기가 안 되는 사람도 있을 것이다. 그런 사람은 먹고 싶어 견딜 수 없을 때에 한정해서 점심식사 후 디저트로 아주 소량만 먹도록 한다. 당질제한식에서는 점심식사에만 주식을 먹으므로 점심식사 후 과자를 먹으면, 혈당치가 올라가는 시간이 늘어나는 위험을 줄일 수 있기 때문이다.

하지만 기본적으로 과자를 먹는 것은 금지되어 있으므로 참을 수 없다고 매일 먹는 것은 절대 금물이다.

지방분의 섭취방법

네 번째로 당질제한식에서의 지방 섭취방법에 대해 이야기하고자 한다.

지금까지의 내용을 읽고 스낵 등의 인스턴트 식품은 안 된다고 하면서 튀김류는 왜 괜찮다고 하는지 의문을 가진 사람도 있을 것이다.

스낵 과자와 튀김류가 비슷하게 보일지 모르겠으나 당질의 양은 천지차이다. 예를 들어 포테이토칩의 경우 감자를 기름으로 튀긴 것이므로 탄수화물과 지방덩어리라 할 수 있다. 만약 이것을 한 봉지 먹었다고 하면 50~100g에 해당하는 전분을 먹은 것이 된다.

당뇨병에 있어서 가장 나쁜 것은 다량의 당질과 지방을 동시에 섭취하는 것이다. 왜냐하면 이것은 혈당치뿐만 아니라 중성지방도 동시에 높이기 때문이다.

반면 튀김류의 경우 당질의 양은 의외로 적은데, 튀김옷에 사용하는 밀가루는 1인분에 약 10g밖에 되지 않는다. 이것은 포테이토칩의 10분의 1 정도에 지나지 않으므로 당뇨병에 미치는 영향이 완전히 틀리다.

물론 좀더 바람직한 조리법이라고 한다면 굽거나 찌는 것이겠지만 그럴 경우 식단이 단순해진다. 식사요법은 장기간에 걸쳐 계속하는 것이 중요하므로 가끔씩은 튀김을 먹는 것도 괜찮다.

지방에 대해 한 가지 더 말하고 싶은 것은 기름의 선택방법이다.

당질제한식에서의 이상적인 기름이라면 올리브유와 같이 불포화지방산(올레산이라고도 하며, 견과류에 비교적 많이 포함되어 있고, 혈중의 나쁜 콜레스테롤을 낮추는 역할을 함—옮긴이)을 중심으로 한 것이다.

그리고 생선 기름에 많이 함유되어 있는 EPA나 DHA는 심장, 혈관, 뇌에 좋다고 하는 오메가 3그룹의 필수지방산으로 적극적으로 섭취하는 것이 좋다.

물론 식사에서 육류를 먹으면 당연히 동물성 지방(포화지방산)을 섭취하는 것이 되지만 그 정도는 신경 쓰지 않아도 된다.

즉 당질제한식에서는 올리브유 등을 사용해 되도록 지중해풍 요리를 하는 것이 가장 바람직하겠지만 그렇다고 기름의 종류에 대해 너무 엄격하게 따질 필요도 없다. 단 마가린은 자연계에 존재하지 않는 트랜스 지방산(불포화지방산인 식물성 기름을 가공식품으로 만들 때 산패를 억제하기 위해 수소를 첨가하는 과정에서 생기는 지방산—옮긴이)의 비율이 높으므로 사용하지 않는 편이 좋다고 생각된다.

앞에서 소개한 이누이트의 예에서도 알 수 있듯이, 육류나 생선을 평소에 자주 먹어도 그것이 건강에 악영향을 주지는 않는다. 다카오 병원에서 지금까지 당질제한식을 실시해온 환자의 경우에도 당질제한식을 제대로 지키는 한 버터나 마요네즈를 사용해도 중성지방은 정상범위보다 낮은 수치였으며, 이로 인한 건강의 위험은 거의 없다고 할 수 있다.

따라서 기름의 종류에 신경을 쓰기보다는 당질을 되도록 섭취하지 않는 것이 중요하다.

당질제한식이 부적당한 사람

마지막으로 당질제한식을 시작하기 전에 유의해야 할 점에 대해 설명하면서 이 장을 마무리하고자 한다.

우선 현재 약을 먹거나 주사를 맞는 등 당뇨병 치료를 받고 있는 사람은 반드시 의사와 상의한 후 시작한다.

당질제한식은 효과가 상당히 크고 즉효성이 있는 치료요법이다. 때문에 경구 혈당강하제나 인슐린을 쓰고 있는 사람이 이것을 실시하면 저혈당 상태를 일으킬 위험이 있다. 따라서 이미 약물치료를 받고 있는 사람이 당질제한식을 시작하는 경우에는 의사와 상의한 후 실시하도록 한다.

단, 현재 당뇨병 치료를 받고 있는 사람이라도 약물치료를 하지 않는 경우라면 문제는 없다.

다음으로 주의해야 할 것은 신장 기능에 장애가 있는 사람이다.

신장 기능이 나쁜 사람의 경우 고단백의 식사는 좋지 않다. 이전에 이탈리아에서 실시한 한 연구에서, 신장 기능에 장애가 있는 사람이 고단백의 식사를 계속하면 수명이 단축된다는 결과가 나온 바 있다.

당질제한식에서는 결과적으로 고단백의 식사를 하게 되므로 신장 기능이 나쁜 사람에게는 적당하지 않다. 따라서 이러한 사람은 대상 외라고 생각하는 것이 좋다.

한 가지 더 주의해야 할 사항은 기호의 문제이다.

확실히 당질제한식은 당뇨병에 효과가 있다. 그러나 식사라는 것은 그 사람의 기호에 좌우된다. 예를 들어 밥을 좋아해 주식을 그만두는 것이 고통스러운 사람은 무리하게 실행하려고 해도 계속해 나갈 수 없다. 식사요법은 일상적으로 계속해 나가는 것에 의미가 있으므로, 당질제한식의 내용이 자신의 식사 기호와 맞지 않는다면 무리하게 실행하지 않는 편이 낫다.

무리하게 억지로 하려고 하면 철저해지기 어렵다. 예를 들어 어제는 당질제한식, 오늘은 기존의 당뇨병식, 내일은 지중해식이 된다면, 결과적으로 당질과 지방 양쪽을 모두 섭취하게 되므로 치료 효과가 없는 식생활이 될 위험이 있다.

따라서 당질제한식이 기호에 맞지 않는 사람은 무리하지 말고 현미채식 등 자신에게 맞는 식사요법을 선택해서 제대로 실행하는 편이 좋다.

이제부터는 몇 가지의 당뇨병식 중에서 자신에게 맞는 것을 고르는 시대가 될 것이라고 생각한다. 밥을 좋아하는 사람은 현미채식, 기름기가 많은 음식을 좋아하는 사람은 지중해식, 고기나 생선 또는 술을 좋아하는 사람은 당질제한식……. 이런 식으로 자신에게 맞는 식사요법을 선택하는 것이다.

지금까지와 같이 '오로지 칼로리 제한의 당뇨병식' 이라는 시대는 끝났다. 당뇨병식도 자신에게 맞는 것을 선택하는 시대가 되었고, 당질제한식은 그 중의 하나라고 이해하면 될 것이다.

❶ 약물치료를 받고 있는 사람은 의사와 상의한다.
❷ 신장 기능이 나쁜 사람은 당질제한식의 대상에서 제외된다.
❸ 당질제한식은 당뇨병식 중의 하나이다.

당질제한식을 시작하기 전에 반드시 이 세 가지 사항에 유의하기 바란다.

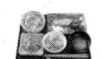
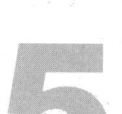

5

10명 중 1명이 당뇨병, 나도 예외는 아니다

4장까지는 주로 당뇨병 치료를 받고 있는 사람들을 대상으로 이야기했지만, 이 장에서는 당뇨병 예비군을 위한 일반적인 정보를 제공한다. 당뇨병에 대한 지식과 조기 발견의 중요성, 그리고 주의할 점 등을 살펴보자.

식후 고혈당은
건강검진으로 알기 어렵다

당뇨병은 현대병이라 불리는 것처럼 20세기에 들어오면서 급속히 증가한 병이다. 후생노동성의 추측으로는 일본인의 약 1400만 명이 당뇨병, 또는 그 예비군이라고 한다. 즉 현대 일본인의 10명 중 1명은 당뇨병이라는 말이다(우리나라의 경우 현재까지의 각종 연구분석에 따르면 당뇨병 환자수는 적게는 국민의 7%에서 많게는 11.5%까지 보고 있다. 대략 500만 정도이다. 국민 10명 중 1명이 당뇨병이 있다는 얘기다. 2030년이 되면 700만 명을 넘어 총인구의 14.3%가 될 것이라는 전망이다).

하지만 이들 중 대부분은 자신이 당뇨병이라는 인식을 갖고 있지 않아 당뇨병을 계속 진행시키고 있는 실정이다. 현재 의료기관에서 당뇨병 치료를 받고 있는 사람은 300만 명에 불과하며, 후생

노동성의 보고를 믿는다면 1000만 명 이상은 자신이 당뇨병이라는 사실을 자각하지 못하고 있는 것이다(우리나라의 경우도 2005년 현재 당뇨병이라는 진단을 받은 환자수가 500만 명에 이르고 잠재적으로 추산하는 당뇨인 수는 1천만에 이른다고 한다. 500만 명 이상 자신이 당뇨병이라는 사실을 모르는 것이다).

당뇨병의 무서운 점은 조기발견이 어렵다는 것이다. '회사에서 건강검진을 받고 있으므로 괜찮다' 고 하는 사람도 있는데, 유감스럽지만 솔직히 말해 안심하기는 어렵다.

왜냐하면 회사 등에서 실시하는 집단 검진으로는 초기 단계의 당뇨병은 거의 체크할 수 없기 때문이다. 집단 검진의 경우 검사 당일 아침에는 공복 상태로 있으라는 지시를 받는다. 이것은 단시간에 효율 좋은 검사를 해야 하기 때문으로, 특히 위 검사를 할 때는 위가 비어 있지 않으면 제대로 된 결과가 나오지 않는다.

그런데 당뇨병의 발견이라는 측면에서 보면 공복시 검사는 그다지 정확한 것이 아니다. 검진에서는 당뇨 검사를 위해 혈액을 채취하여 혈당치를 측정하지만 이때 측정가능한 것은 공복시 혈당이지 식후 혈당치는 아니기 때문이다.

공복시 혈당이 높다는 것은 이미 당뇨병이 상당히 진행했다는 의미이다. 초기 당뇨병 또는 당뇨병의 전단계를 발견하려면 식후 혈당치를 조사할 필요가 있는데, 집단 검진에서는 그것을 실시하지 않는 것이다.

 당뇨병을 생각한다면 그것이 되도록 진행되지 않은 단계에서 발견하는 것이 바람직하지만, 회사에서 실시하는 건강검진으로는 당뇨병의 조기발견에 별 도움이 안 되는 것이 현실이다.

당뇨병의 메커니즘과 초기 당뇨병

당뇨병의 조기발견에 관해 이야기하기 전에 먼저 당뇨병의 메커니즘에 대해 설명해두는 것이 좋을 것 같다. 당뇨병에는 1형과 2형이 있는데, 여기서는 환자의 수가 압도적으로 많은 2형에 대해 설명하겠다.

우선 지금까지 몇 번이나 설명한 인슐린에 대해 한 번 더 정리하고 넘어가자.

당뇨병이란 혈당치가 높아지는 병인데, 고혈당은 인슐린의 작용 부족 때문에 일어난다. 인슐린의 작용부족의 원인은 두 가지가 있는데, 하나는 인슐린의 분비량 그 자체가 적은 것이고, 또 하나는 인슐린이 우리 몸속의 세포에 대해 제 기능을 못하는 것이다.

인슐린은 췌장의 베타 세포에서 분비되는 물질로, 인슐린의 분비에는 기초분비와 추가분비가 있다. 췌장의 베타 세포는 항상 최저한도의 인슐린을 분비하는데, 이것을 기초분비라고 한다.

그러나 식사 등에서 당질을 섭취하면 일시적으로 혈액 중의 포도당의 양이 증가하고, 이때는 인슐린의 양도 더 많이 필요해진다. 이를 위해 인슐린을 추가로 분비하는 것을 추가분비라고 한다.

골격근이나 심근(심장근육) 등의 세포가 혈액 중의 포도당을 이용할 때는 인슐린의 추가분비가 필요하므로, 인슐린이 분비되어야 비로소 포도당을 에너지로 사용할 수 있게 된다.

또한 인슐린은 혈액 중의 여분의 포도당을 체지방으로 바꾸는 역할도 하고 있다. 한쪽에서는 포도당을 연소시키고 또 한쪽에서는 포도당을 체지방으로 바꾸면서 인슐린은 혈액 중의 포도당의 양을 줄여나가는 것이다.

그러면 이러한 인슐린과 혈당에 관한 메커니즘을 기초로 하여 당뇨병의 메커니즘에 관해 알아보자.

일본 당뇨병학회의 판정구분에 의하면 당뇨병의 단계는 다음과 같다(혈당치의 단위는 mg/dl).

- 정상형 : 공복시 혈당치 110 미만, 식후 2시간 혈당치 140 미만
- 경계형 : 공복시 혈당치 110~125, 식후 2시간 혈당치 140~199
- 당뇨병형 : 공복시 혈당치 126 이상, 식후 2시간 혈당치 200 이상

그림 5 일본 당뇨병학회의 판정구분

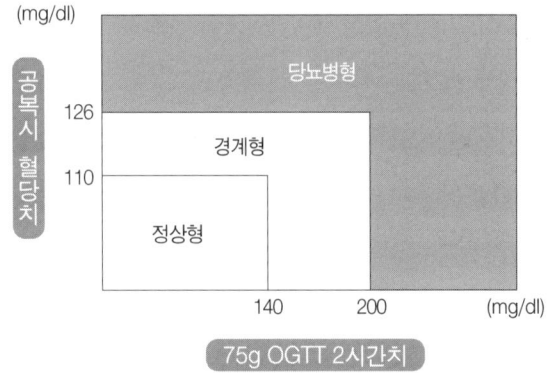

그림 6 WHO의 판정구분(1998년)

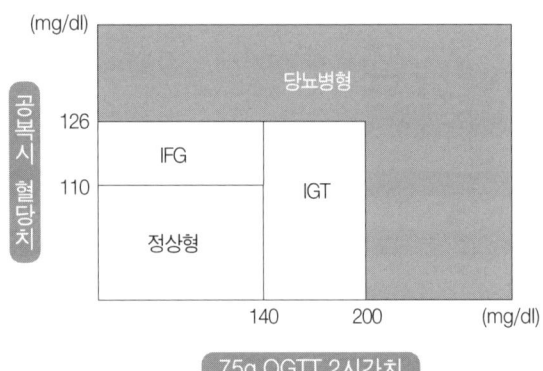

IFG : impaired fasting glycemia(공복시 혈당 이상)
IGT : impaired glucose tolerance(내당능 이상)

이처럼 공복시와 식후의 혈당치가 어느 레벨보다 낮으면 정상 영역이고, 반대로 둘 중 하나라도 어느 레벨보다 높으면 명확히 당뇨병의 영역이 된다.

정상형과 당뇨병형의 중간에 있는 것이 경계형인데, 이것은 두 가지 타입으로 나눌 수 있다.

첫 번째는 내당능 이상 때문에 가벼운 식후 고혈당이 보이는 타입이다. 내당능 이상이란 인슐린이 제 기능을 하지 못하는 상태를 말한다. 인슐린이 추가분비되어도 세포에 인슐린 저항성이 있어 포도당을 제대로 사용하지 못하게 되면, 췌장은 인슐린을 더욱 늘려 혈액 중에 인슐린의 양이 많아지는 고인슐린혈증(血症)이 된다. 그리고 인슐린이 많으면 체지방이 늘어나기 쉬워지므로 비만이 된다.

식후 고혈당은 췌장이 인슐린을 추가분비하기 어려워져, 혈액 중의 포도당이 증가한 뒤부터 인슐린의 추가분비가 일어나기까지의 타이밍이 어긋나기 때문에 발생한다.

정상적인 사람의 경우는 혈중 포도당이 늘어나면 즉시 인슐린이 추가분비되므로 혈당치가 올라가지 않지만, 추가분비의 타이밍이 늦어지면 그 사이에 식후 혈당이 비정상적으로 올라가버린다.

예를 들어 단것을 먹었을 때는 혈당치가 급격히 올라가는데, 정상적인 사람이라면 바로 인슐린이 추가분비되어 혈당치가 떨어지고 인슐린의 추가분비도 멈추게 된다. 하지만 췌장 기능이 약해지

표 8 혈당치 평가

평가	우수(excellent)	양호(good)	가(fair)	불가(poor)
HbAlc수치(%)	5.8 미만	5.8 이상 6.5 미만	6.5 이상 8.0 미만	8.0 이상
공복시 혈당치 (mg/dl)	100 미만	100 이상 120 미만	120 이상 140 미만	140 이상
식후 두 시간 혈당치(mg/dl)	120 미만	120 이상 170 미만	170 이상 200 미만	200 이상

《과학적 근거에 기반을 둔 당뇨병 진료 가이드라인 2002》에서 인용

기 시작한 사람은 단것을 먹고 혈당치가 올라가도 인슐린의 추가 분비가 즉시 일어나지 않아 그 사이에 고혈당이 되는 것이다.

경계형의 또 한 가지는 공복시에 가벼운 고혈당이 보이는 타입이다. 이것은 인슐린의 기초분비가 저하되어 당질을 섭취한 때 이외에도 혈당치가 높은 상태를 말한다. 이 타입은 식후 고혈당이 몇 년 계속된 뒤 출현하는 경우가 많다. 내당능 이상이나 식후 고혈당이 계속되면 췌장의 랑게르한스섬의 베타 세포가 서서히 손상되어 기초분비도 저하되므로 공복시의 혈당치도 높아지게 되는 것이다.

그러면 여기서 한 번 더 당뇨병의 진행에 대해 정리해보자(수치는 혈당치를 나타내며 단위는 mg/dl).

❶ 정상형 : 공복시 110 미만, 식후 140 미만
  ⬇

❷ 경계형 : 내당능 이상으로 식후 고혈당(140~199)
   ↓
❸ 경계형 : 공복시 고혈당(110~125)
   ↓
❹ 당뇨병형 : 공복시 126 이상, 식후 200 이상

이것이 일반적으로 볼 수 있는 과정이다. 그 중에는 식후 고혈당은 없고 공복시 고혈당만 있는 사람도 있다. 따라서 경계형에는 식후 고혈당 증상만 보이는 사람, 공복시 고혈당만 보이는 사람, 둘 다 보이는 사람 이렇게 세 가지 패턴이 있다고 할 수 있다.

경계형 중에 심근경색, 뇌경색 등의 대혈관성 합병증의 위험이 높은 것은 식후 고혈당이 보이는 두 가지 패턴뿐이다. 공복시 고혈당만 보이는 사람은 대혈관성 합병증의 위험이 정상형인 사람과 거의 같다.

경계형에 해당하는 사람은 당뇨병 예비군으로 보는데, 실은 정상형인 사람 중에도 예비군은 있다. 그것은 헐딩치가 정상 영역이라도 대사증후군이라 불리는 상태에 있는 사람들이 존재하기 때문이다.

대사증후군은 '죽음의 사중주'

2001년에 미국 국립 콜레스테롤 교육프로그램에서 내려진 정의에 의하면 대사증후군은 다음과 같다.

> 내장비만, 고혈압, 고중성지방혈증, 저HDL콜레스테롤혈증, 내당능 이상, 이 다섯 가지 항목 중 세 가지 이상에 해당되면 대사증후군이라고 부른다.

즉 대사증후군은 여기에서 들고 있는 내장비만 등의 다섯 가지 증상이 특징으로, 이들이 거의 겹쳐져 나타나는 상태를 가리킨다.
    대사증후군인 사람은 다섯 가지 증상 중 한 가지도 가지고 있지 않은 사람과 비교하면 당뇨병에 걸릴 확률은 130배, 심근경색 등의 관상동맥(심장을 둘러싼 동맥—옮긴이) 질환이 발병할 확률은 30배나 높다. 이처럼 대사증후군은 당뇨병과 깊은 관계가 있고, 서구에서는 당뇨병 환자의 80~90%가 이 대사증후군이라고 한다.

대사증후군의 증상은 다섯 가지 증상들이 서로 연관을 맺으며 악화되는 것이다. 내당능 이상, 즉 인슐린 저항성이 증가하면 우리 몸의 세포는 혈액 속의 포도당을 끌어들이기 어렵게 되어 췌장이 인슐린을 더 많이 분비하게 되므로 결과적으로 고인슐린혈증이 된다.

또한 인슐린에는 체지방을 축적시키는 작용도 있으므로 고인슐린 상태가 되면 비만이 촉진되는데, 비만이 되면 중성지방이 늘어나고 콜레스테롤의 상황도 나빠진다.

중성지방이 늘어나면 혈관은 딱딱하고 부서지기 쉬워지므로 고혈압이 진행되는데, 그 결과 신장이나 망막에 장애가 생기거나 뇌나 심장의 혈관이 막히는 등의 위험이 점점 높아진다.

그리고 어느 날 뇌나 심장의 대혈관이 막히는 경색을 일으켜 죽음에 이르게 되는 무서운 사태도 일어날 수 있다.

따라서 대사증후군과 거의 같은 내용인 상반신 비만, 고중성지방혈증, 고혈압, 내당능 이상, 이 네 가지를 가리켜 '죽음의 사중주' 라고 한다.

그런데 혈당치가 낮은 정상 영역의 사람이라도 자신도 모르는 사이에 인슐린의 저항성이 커져 대사증후군이 되는 경우가 있다.

인슐린이 제 역할을 못하게 되면 포도당이 우리 몸의 세포 속에 들어가기 어려워지므로 일반적으로 생각하면 고혈당이 되기 쉽다. 그런데 췌장의 기능이 비교적 건강할 때는 인슐린을 분비할 능력이 충분히 되기 때문에, 인슐린이 제 역할을 못해 혈당이 좀처럼 내려가지 않아도 췌장은 혈당치가 정상 영역 아래까지 내려가도록 인슐린을 계속 추가분비한다. 이렇게 다량의 인슐린이 분비되면 인슐린이 제 역할을 못하는 상태도 해소되므로 고혈당이 되지 않는 것이다.

즉 췌장이 아직 건강한 단계에서는 인슐린의 저항성이 커도 고혈당이 되지 않고 이상 현상도 찾아보기 어렵다.

하지만 이 상태가 지속되면 췌장은 피폐해져 기능이 저하되기 시작한다. 그렇게 되면 인슐린 저항성을 다량의 인슐린 분비로 해소할 수 없어 고혈당 증상이 나타나므로 당뇨병이 될 위험이 높아진다.

따라서 혈당치가 정상형인 경우에도 대사증후군인 사람은 당뇨병 발병의 바로 직전인 당뇨병 예비군이라고 할 수 있다.

참고로 서구인은 이 고인슐린혈증의 단계가 비교적 길어 20~30년이나 계속되는 경우도 있다. 고인슐린 상태는 비만과 직결되므로 이 시기가 길면 그만큼 더 거대한 비만이 되기 쉬운데, 미국 등에서 거대 비만인을 가끔 볼 수 있는 것은 이 때문이다.

하지만 동양인의 경우 인슐린의 분비능력이 서구인의 절반 정도밖에 되지 않아, 고인슐린혈증의 단계는 단기간으로 끝나고 금방 당뇨병의 단계로 이행하는 경향이 있다. 때문에 동양인은 서구인과 같은 거대 비만이 적은 것이다.

그러나 일본인의 경우도 내장비만은 상당히 많다. 이것은 겉으로 바로 알 수 있는 피하지방과는 달리 주로 장 주변에 쌓이는 내장지방에 의한 비만이다. 따라서 자신이 겉으로 뚱뚱하지 않다고 해서 간단히 안심할 수 없는 문제이다. 게다가 최근에는 생활 패턴이 식생활 중심으로 바뀌어 일본에서도 대사증후군이 늘어나고 있다는 보고가 있으므로 더더욱 방심하면 안 된다.

혈당치는 정상이라도 확실하고 제대로 된 검사로 조기에 대사증후군을 발견하도록 하자.

당질제한식을 계속하면 대사증후군에 해당되는 모든 증상은 개선된다. 대사증후군을 조기에 발견해 당질제한식과 같은 확실한 처치를 시작하면, 이것이 정말 '죽음의 사중주'가 되는 것을 막을 수 있다.

갑자기 살이 찌면 각별히 주의하라!

당뇨병은 조기에 발견하기 어려운 병이다. 회사 등에서 실시하는 검진에서는 공복시 혈당밖에 체크하지 않는데, 이 수치가 높다는 것은 이미 당뇨병이 상당히 진행했음을 뜻한다.

공복시 혈당치가 높다는 것은 인슐린의 기초분비도 저하되어 있다는 것으로, 이 단계가 되면 췌장에서 인슐린을 분비하는 베타 세포는 이미 4분의 1 정도가 사멸되어 있다.

당뇨병 예비군인 사람은 되도록 빠른 단계에서 이것을 발견하는 것이 좋은데, 그러기 위해서는 공복시 혈당이 아니라 식후 혈당을 체크하는 것이 바람직하다.

앞에서 설명한 바와 같이 대사증후군의 초기에는 식후 고혈당이 고인슐린 상태에 의해 억제되므로 나타나지 않는 경우도 있다. 하지만 동양인은 서구인에 비해 이 단계가 비교적 짧으므로 당뇨병 예비군을 발견하는 데에는 식후 고혈당을 체크하는 것이 손쉬운 방법이라 할 수 있다.

식후 혈당은 의료기관에서 체크하면 된다. 특별히 큰 병원에 갈 필요 없이 감기에 걸렸을 때 찾아가는 동네 병원으로도 충분하다. 검사 자체도 간단해서 밥이나 빵 등 주식을 포함한 식사를 하고 두 시간 후 혈액을 채취하면 된다. 만약 식후 고혈당이 있는 사람이라면 이 검사에서 확실히 검출된다. 혈당치가 200mg/dl을 넘어가면 당뇨병이고 140~199라면 내당능 이상으로 경계형이다.

이처럼 식후 혈당을 체크하는 검사 자체는 간단하지만 그 중에는 귀찮거나 번거롭다고 느끼는 사람, 또는 당뇨병 예비군이라고 확실히 진단받는 것이 왠지 무섭다는 사람도 있을 것이다. 이런 사람들을 위해 당뇨병 예비군임을 자각할 수 있는 기준이 있으면 좋겠지만 유감스럽게도 그런 것은 없다.

당뇨병은 자각증상이 거의 없기 때문에 위험하고 곤란한 병이다. 몸 어딘가에 두드러진 증상이 나타나면 병의 징후라고 자각할 수도 있고 의료기관에서 진단을 받는 계기도 될 수 있다. 하지만 당뇨병은 병이 상당히 진행되지 않은 한 일상생활은 건강한 사람과 거의 다를 바 없는 병이다.

하지만 자각할 수 있는 유일한 변화가 있는데 바로 비만이다. 우리 몸은 세포에 인슐린 저항성이 생기면 인슐린 분비의 증가에 의해 체지방이 늘어나기 쉬워지는 특징이 있다. 따라서 당뇨병 예비군 중 많은 사람들에게 비만 증상이 나타난다.

이것을 확인하기 위해 굳이 자신의 표준체중을 계산하거나 할 필요는 없다. 그것보다 젊었을 때의 체중과 지금의 체중을 비교해 보면 된다.

예를 들어 20세에 신장이 170cm, 체중이 60kg이었던 사람이 30대 중반부터 갑자기 살이 찌기 시작해 현재 70kg을 넘어섰다면 이 경우는 각별한 주의가 필요하다.

이와 같은 사람은 기본적으로 내장지방 비만에, 세포의 인슐린 감수성도 저하(인슐린 저항성 증가)되었을 가능성이 있다. 자신이 이 경우와 비슷하다고 생각이 되면 반드시 의료기관에서 식후 혈당을 체크해보기 바란다.

하지만 체중의 변화가 그다지 없는 사람이라도 안심하기는 아직 이르다. 체중이나 외견의 변화가 별로 없어도 내장지방이 축적되어 있는 경우도 있기 때문이다.

회사에서 받는 검진에서 "중성지방이 높다, LDL 콜레스테롤 수치가 높다, 혈압이 높다"라는 지적을 받은 사람도 식후 혈당치를 체크하는 편이 좋다.

당뇨병은 자각증상이 없는 사이에 진행한다. 그리고 자각이 없다고 그냥 내버려두면 혈관의 손상이 조금씩 심해져 어느 날 갑자기 뇌나 심장의 혈관이 막혀버릴지도 모른다. 이 때문에 당뇨병을 '침묵의 살인자'라는 별명으로 부르고 있을 정도이다.

하지만 초기에 발견해 적절히 대응하기만 하면 이렇게 두려운 합병증을 일으킬 위험은 확실히 줄어든다.

귀찮다고 또는 괜한 두려움으로 시기를 놓치지 말고 하루라도 빨리 식후 혈당을 체크하기 바란다.

건강프로그램의 체크리스트는
믿을 수 없다

당뇨병에 관해 모두가 반드시 옳은 지식을 가지고 있다고는 할 수 없다. 오히려 잘못된 이미지가 정착해서 당뇨병의 발견을 방해하는 경우도 있다.

여기서는 당뇨병에 관한 잘못된 이미지 중 대표적인 몇 가지를 들어보고자 한다.

요즘은 어디를 가나 건강 붐이 일어, 텔레비전이나 잡지 등에서 건강관련 정보를 많이 얻을 수 있다. 이들 건강관련 프로에서는 당뇨병에 관해서도 자주 다루고 있는데, 흔히 '여기에 해당하면 당뇨병에 주의' 와 같은 식의 체크리스트가 사용된다.

당뇨병에 대한 관심을 높여주는 것은 좋은 일이지만 그런 항목을 믿고 '여기에 해당되지 않으니까 난 괜찮아' 하고 안심해버리는 사람이 많아지는 것은 곤란하다. 왜냐하면 당뇨병 체크리스트로 사용되는 항목은 너무 오래된 것이 많아, 실제로 당뇨병을 발견하는 데는 그다지 도움이 안 되기 때문이다.

예를 들면 최근 무턱대고 목이 마르다, 소변보는 횟수가 늘어났다, 갑자기 살이 빠졌다 등의 체크리스트가 자주 사용된다. 이와 같은 증상은 확실히 당뇨병에서 흔히 볼 수 있는 것이지만, 이런 증상이 나타나는 것은 상당히 진행한 중증의 당뇨병일 경우이다.

의학이 발달하지 않았던 옛날에는 당뇨 검사나 혈당치의 검사를 할 수 없었다. 그때는 물만 벌컥벌컥 마신다든지 소변 횟수가 잦아지거나 갑자기 살이 많이 빠졌다든지 하는 증상이 나타나면 그제야 당뇨병이라는 것을 알게 된다.

하지만 이것은 기껏해야 30년 전까지의 인식방법이다. 지금은 더 빠른 단계에서 당뇨병의 유무를 체크할 수 있는 방법이 확립되어 있으므로, 앞에서 예로 든 증상이 나타날 때까지 당뇨병이라는 사실을 알아차리지 못했다면 너무 늦은 것이다. 따라서 '이러한 체크 항목에 해당되지 않으니까 괜찮다'라는 생각은 하지 않는 게 좋다.

그 다음으로 당뇨병의 이미지로서 일반적인 것은 소변에 당이 나오는 병이라고 생각하는 것인데, 이것도 당뇨병에 대한 낡은 견해에서 오는 선입관이다.

'당뇨병'이라는 이름이 붙게 된 것은, 옛날 사람들이 소변에서 단맛이 나는 것으로 이 병에 걸린 것을 알았기 때문이다. 소변에서 당이 나오는 병의 존재는 옛날부터 알려져 있었는데, 예를 들어 후지와라 미치나가(966~1027, 헤이안 시대에 천황을 보좌하던 권력가)도 이러한 증상이 있었던 것으로 봐서 당뇨병에 걸렸던 것으로 추측하고 있다.

확실히 요당의 유무는 당뇨병을 체크하는 데 중요한 요소로, 현재에도 당뇨의 검진에 이 검사를 실시하고 있다. 그러나 요당만으로는 당뇨병인지 아닌지 판단할 수 없다. 왜냐하면 요당이 검출된다고 해서 반드시 당뇨병인 것은 아니기 때문이다.

체질적인 문제 때문에 건강한데도 소변에 자주 당이 나오는 사람도 있다. 그리고 당뇨병이라고 오해받기 쉬운 것 중 하나가 포도당 주사를 맞은 후 요당이 검출되는 경우이다. 이외에도 당뇨병이 아닌데도 요당이 나오는 경우는 있다.

따라서 당뇨병이라는 진단을 확정적으로 내리려면 요당 검사뿐 아니라 혈액 검사 등을 같이 실시해야 한다.

지금까지 당뇨병에 관한 잘못된 이미지에 대해 설명했는데, 이러한 이미지 때문에 섣불리 '나는 당뇨병이 아니다'라고 생각하는 것은 위험하다.

앞에서 이야기했듯이 당뇨병의 징후라고 해봤자 '비만'이나 '고

중성지방' '고혈압' 등이 있을 뿐이고, 이러한 증상들도 당뇨병의 유무를 확실히 알려준다고는 할 수 없다. 그것보다는 '당뇨병은 자각 증상이 없는 병' 이라는 것을 제대로 인식하고 식후 혈당을 의료기관에서 체크해보는 것이 당뇨병을 조기에 발견하는 지름길이라 할 수 있다.

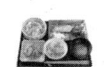

6

내 몸을 살리려면 식탁부터 바꿔야 한다

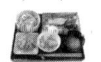

이 장에서는 현대의 식생활에 대한 개인적인 견해와 앞으로의 식생활에 대해 제안한다. 넘쳐날 정도로 많아지기만 하는 정제 탄수화물에 대한 의문, 지질대사의 중요성 등을 중심으로 앞으로의 식생활은 어떻게 바뀌어야 하는지 그 방향성을 모색해보자.

당뇨병 최대의 적인 주식을 버려라

현대의 식생활은 당뇨병에 좋지 않은 면을 많이 가지고 있는데, 그 중의 하나가 정제된 당질을 다량 포함한 음식을 하루에 몇 번씩이나 먹게 되는 것이다. 당질을 섭취하는 횟수가 증가하면 아무래도 당질대사의 시간이 길어져 지질대사가 억제된다.

흰 쌀밥을 먹은 경우 누구라도 혈당치가 올라가 인슐린이 추가 분비된다. 그리고 그 사이 두세 시간은 당질대사가 이루어진다. 즉 당질이 많은 식품을 하루에 몇 번씩이나 먹는다는 것은 그만큼 당질대사의 시간이 길어져 췌장을 혹사시키게 되는 것이다.

현대인의 생활은 췌장에 지나친 부담을 주고 있다. 현재 일본에서의 일반적인 하루 식생활을 살펴보면 그것이 명확해진다.

우선 7시부터 8시 사이에 아침식사를 하는데, 이때부터 세 시간 동안은 당질대사가 필요하므로 11시 정도가 되어야 겨우 지질대사로 전환된다. 그러고 나면 바로 점심시간으로 12시에서 1시쯤에 다시 당질이 많은 식사를 하게 된다. 그러면 당질대사가 또다시 필요해져 지질대사는 중지된다. 이렇게 당질대사가 계속되고 있는 사이에 오후의 간식시간이 찾아온다.

설탕을 듬뿍 넣은 커피나 홍차, 콜라, 주스 등을 마시면서 전분이나 설탕을 다량으로 사용한 과자를 먹는 것이다. 물론 이 사이에 당질대사의 회로는 계속 작동된다.

여기서 다시 세 시간 정도가 지나면 이번에는 저녁시간이다. 이때도 밥이나 빵 등의 주식을 먹으므로 당질대사가 필요하다. 또 여기서 세 시간이 지나 겨우 지질대사로 전환하려고 하면 이번에는 텔레비전을 보면서 맥주를 마시거나 과자를 먹는다.

이처럼 현대인들은 아침, 점식, 저녁 세 끼 외에 간식이나 야식 등도 먹고 있다. 이러한 식생활의 경우 당질대사의 시간은 대충 계산해도 열다섯 시간 이상으로 지질대사의 시간을 크게 웃돈다.

물론 이보다 더 빈번히 먹는 사람은 하루의 대부분을 당질대사의 시간으로 보내게 된다. 이런 생활을 하게 되면 당질대사는 풀가동하게 되어 지질대사로 전환해서 췌장을 쉬게 할 여유가 없다.

이것은 인체의 구조상 비정상적인 일이다. 앞에서도 계속 이야기했지만 우리 몸의 에너지원으로서 중심이 되어야 하는 것은 지질대사이며, 당질대사는 그것을 보조하는 기능에 지나지 않기 때문이다.

 당질대사가 지질대사보다 우세하면 인체는 체지방을 연소하는 것이 아니라 축적하는 방향으로 간다. 이로 인해 비만이 진행되면 인슐린의 기능이 약해지므로 우리 몸은 인슐린을 더욱 필요로 하게 된다. 그 결과 췌장을 더욱 혹사시키게 되어 원래부터 그리 튼튼하게 만들어지지도 않은 당질대사의 시스템을 무너뜨리고 마는 것이다.

 이처럼 당질을 계속 섭취하는 식생활 습관은 당뇨병에 있어 최대의 적이다.

옛날에는 하루 두 끼가 일반적이었다

식사의 횟수를 역사적으로 살펴보아도 현대인의 식생활이 특이하다는 것을 알 수 있다.

지금은 하루 세 끼를 당연한 듯이 여기고 있지만, 인류의 역사를 보면 하루 두 끼가 오히려 일반적이었다.

일본의 역사만 봐도 헤이안 시대(794~1192년)까지는 하루에 두 번 식사를 하는 것이 보통이었다. 이것은 서민에만 한정된 것이 아니라 귀족도 마찬가지로, 모두가 하루 두 번의 식사를 했던 것이다.

그런데 무사가 지배계급이 된 가마쿠라 시대(1192~1338년)부터 이것이 조금씩 변하기 시작했다. 헤이안 말기부터 전국시대(1467~1568년)에 걸쳐 일본에는 전란이 많이 발생했는데, 전쟁이 일어나면 무사는 언제 식사를 할 수 있을지 알 수 없었다. 따라서 언제라도 먹을 수 있도록 밥을 건조시킨 비상식을 갖고 다니며 시간이 날 때 먹게 되었다. 이것이 전쟁이 끝난 뒤에도 그대로 남아 하루에 세 끼라는 습관이 정착된 것이다.

이처럼 일본 사회에서도 옛날에는 하루 두 끼가 보편적이었고, 현대에서도 아프리카나 동남아시아 등에서 전통적인 생활을 계속하고 있는 사람들은 거의 대부분 하루에 두 끼를 먹고 있다.

식사 횟수가 하루에 두 번이면 식사에서 당질을 많이 섭취한다고 해도 당질대사는 하루에 여섯 시간 정도로 끝난다. 즉 전통적인 식습관이라면 당질대사가 지질대사보다 우세해지는 사태는 일어나지 않으므로 당뇨병을 일으킬 위험도 현대인보다 적게 된다.

물론 식사 횟수가 적은 편이 당뇨병의 위험도 적다는 것을 알고는 있어도, 식생활은 어디까지나 습관이므로 좀처럼 바꾸기는 어려울 것이다. 하시민 하루에 몇 번씩이나 음식을 먹는 것은 정상적이 아니며, 하루 세 번이라는 식사 횟수조차도 인류의 역사에서 볼 때 결코 당연한 일은 아니라는 것을 기억해두자.

간식이나 야식과 같은 식습관을 그만둘 수 없다면, 적어도 이때 먹는 식품을 견과류나 치즈 등 당질이 적은 것으로 정해 조금이라도 당질대사를 억제하도록 하는 것이 좋다.

정제된 탄수화물이 당뇨병을 초래한다

예전에는 당뇨병이 특정한 사람들에게만 생기는 병으로 인식되었다. 자기면역질환인 제1형 당뇨병은 예외지만, 제2형 당뇨병은 일부의 부유한 특권계급의 사람들만 걸리는 병으로, 이 때문에 당뇨병을 '사치병'이라고 부르기도 했다.

그런데 20세기로 들어오면서 당뇨병은 일반 시민들 사이에 퍼지기 시작해, 현재 선진국에서는 보통의 생활을 하고 있는 사람들을 위협하는 일반적인 병이 되었다.

이처럼 현대사회에 당뇨병이 급증하고 있는 것은 20세기가 되면서 식생활이 이전과는 달라진 것에 그 원인이 있다고 볼 수 있다. 옛날의 식생활에서는 정제된 탄수화물은 기본적으로 먹지 않았다. 하지만 현대에 들어와 그것을 일상적으로 먹게 된 후부터 당뇨병이 늘어난 것은 아닐까 하는 것이다.

의학계의 상식으로는 전후의 고지방식이 당뇨병 증가의 요인이라고 보고 있다. 그러나 나는 정제 탄수화물을 일상적으로 먹는 것이 원흉이라고 생각한다.

앞에서 몇 차례나 설명했듯이, 인류의 역사를 생각하면 당질을 많이 섭취하는 식생활은 현대인이 생각하는 만큼 정상적인 것은 아니다. 인류의 역사는 약 400만 년이라고 하지만, 인간이 당질을 일상적으로 먹게 된 것은 곡물의 재배가 시작된 후부터이므로 4000~5000년에 불과하다. 이것은 인류 전체 역사에서 볼 때 1000분의 1에 지나지 않는다.

곡물을 일상적으로 먹기 이전에는 필사적으로 식량을 획득하고, 먹을 것을 발견하면 그것만으로도 운이 좋았던 시대였다. 하물며 당질을 많이 포함한 식량을 얻는다는 것은 극히 드문 일이었을 것이다. 따라서 운 좋게 당질이 많은 식량을 손에 넣었을 때는 포도당을 이용하고, 여분은 중성지방으로 몸속에 축적해 놓았다가 먹을 것이 없을 때 그 지방을 연소시켜 생명을 유지해 나갔다.

즉 인류에 있어서 지질대사를 중심으로 한 생활은 본래의 모습이었다고 할 수 있다.

곡물을 일상적으로 먹게 된 후에도 거의 최근까지는 당질대사보다 지질대사를 중심으로 생활해왔으므로, 본질적으로는 그 이전과 별 차이가 없었다. 이 기간의 대부분은 곡물을 정제하지 않은 상태에서 먹었으므로 당질대사를 사용하는 일이 현대보다는 적었던 것이다.

참고로 가마쿠라 시대의 사람들은 현대의 일본인보다 음식을 씹는 횟수가 네 배 많았다고 한다. 그 당시와 같이 딱딱한 현미나 조, 수수 등을 먹으려면 자연히 씹는 횟수가 늘어나기 때문이다.

그런데 18세기 말에 곡물의 정제기술이 개발되고 19세기가 되면서 그것이 세계적으로 퍼졌다. 그리고 20세기에 들어와서는 곡물을 정제하는 것이 일반화되어, 현재 식생활에서는 곡물이나 설탕 등의 탄수화물을 정제해서 먹는 것이 당연하게 되었다.

즉 정제된 탄수화물을 일상적으로 섭취하게 된 것은 최근의 100년간으로, 이것이 당뇨병을 급격히 증가시킨 원인이 아닌가 하는 것이다.

특히 일본에서는 전후 정제된 밀의 소비량이 3.5배나 늘어났는데, 정제된 밀은 GI가 상당히 높고 췌장에 부담이 아주 크다.

탄수화물을 정제하는 시대가 된 후부터 인류의 대사균형은 비정상적이 되었다. 그렇다면 우리가 상식적이라고 생각했던 20세기 이후의 식생활을 다시 생각해보고 바꿔나가야 하지 않을까.

현대인은 췌장을 혹사시키고 있다

지금의 식생활에서 당연하게 되어버린 정제 탄수화물은 동물로서의 인간의 기능을 엉망으로 만들 위험을 갖고 있다.

같은 곡물이라도 정제된 것과 정제되지 않은 것은 당질의 흡수율이 다르기 때문에 혈당치를 높이는 비율도 달라진다. 예를 들어 정제된 백미는 GI가 70으로 먹으면 혈당치가 금방 높아지지만, 정제되지 않은 현미는 GI가 50으로 혈당치가 높아지는 위험도 적다.

그리고 곡물을 정제해서 가루로 만들면 소화효소가 작용하는 표면적이 그전과 비교도 안 될 만큼 커진다. 때문에 정제된 밀가루 등을 먹으면 당질의 흡수율이 현저히 올라가게 되는 것이다. 이것은 곡물에만 한정되는 것이 아니라, 설탕 등 거의 대부분의 탄수화물에서도 마찬가지이다.

우리 몸의 혈당치를 높이는 것은 단백질도, 지질도 아닌 당질뿐이다. 그리고 정제된 탄수화물만큼 혈당치를 급격히 올리는 것은 없다.

정제 탄수화물을 일상적으로 먹는다는 것은 인류의 긴 역사에서 보면 엄청난 이상사태이다. 왜냐하면 현대에 이르기까지 400만 년 동안 인류의 췌장은 거의 일을 하지 않다가 최근 100년 사이에 급격히 풀가동하게 되었기 때문이다.

곡물재배가 시작되기 전까지는 당질을 섭취할 기회가 드물어 인슐린을 추가분비할 필요도 거의 없었다. 그리고 곡물을 재배하고 나서도 그것을 정제하는 것이 당연하게 될 때까지는 역시 인슐린의 추가분비도 소량으로 그쳤다. 때문에 당질대사가 지질대사에 우선해서 일어나는 시간도 짧아 인간은 여전히 지질대사를 중심으로 살았다고 할 수 있다.

즉 20세기에 들어와 정제기술이 확산될 때까지는 췌장이 일을 할 필요가 거의 없었기 때문에, 옛날 사람들은 당질대사의 기능이 무너질 일도 거의 없었고, 그에 따라 당뇨병 환자도 아주 적었던 것이다.

그런데 곡물을 정제하는 시대가 되자 췌장은 급격히 혹사되기 시작했다. 흰 쌀밥, 흰 빵, 백설탕, 흰 밀가루 등의 정제된 탄수화물은 GI 수치가 상당히 높아, 먹을 때마다 혈당치가 급격히 높아지고

인슐린의 추가분비도 빈번해졌다.

그전까지는 지방대사가 중심이라 당질대사는 아주 가끔씩만 발동했지만, 높은 GI의 정제 탄수화물을 일상적으로 섭취하게 된 후부터는 당질대사가 하루에도 몇 번씩 가동하지 않으면 안 되었다.

즉 정제 탄수화물을 주식으로 먹고 있는 현대의 선진국 사람들은 갓 태어난 아기 때부터 췌장이 풀가동하고 있는 셈이다. 이것이 10년, 20년 계속되는 사이에 점점 췌장 기능이 피폐해져 결국 당뇨병이 되고 마는 것이다.

메밀국수나 현미, 전립분으로 만든 빵이나 파스타 등을 먹던 때는 인류의 대사균형 면에서 보면 아주 좋은 시대였다. 하지만 현대는 정제 탄수화물이 일반화된 시대이다. 이로 인해 당질대사의 기능이 무너지고 동시에 지질대사의 기능도 제대로 작동하지 못하게 된 것이다.

"400만 년 동안 거의 활동하지 않았던 췌장이 현대에 보급된 정제 탄수화물 때문에 혹사당하고 있다", 이것이 당뇨병이 급격히 증가한 배경이다.

지질대사를 활성화시키는 스님들의 지혜

최근 단식의 건강효과가 주목을 받아 여기저기서 단식원이 생기고 있는데, 나도 단식에 관심이 있어 한번 시험해본 적이 있다.

실은 이 단식이 효과적인 이유에도 당질제한과 같은 부분이 있다고 생각할 수 있다.

이전의 나는 단식의 효과가 낮은 칼로리에 의한 것이 아닌가 하고 생각했지만, 당질제한식에 대해 연구해 가면서 효과의 절반은 단식에 의해 지질대사가 활성화되기 때문이라고 생각하게 되었다.

단식을 하는 것은 극단적으로 낮은 칼로리를 섭취하는 것이기도 하지만, 당질을 전혀 섭취하지 않는 것이기도 하다. 이로 인해 그때까지 약해져 있던 지질대사의 회로가 활동하게 되는 것이다.

생각해보면 인류는 현대가 되기 전까지는 약 400만 년 동안 항상

굶주려 있었다. 사냥을 하거나 과일이나 열매를 따려고 해도 아무 것도 구할 수 없어 몇 날 며칠을 물만으로 살아가는 때도 있었다. 이렇게 먹을 것이 전혀 없을 때 인류의 생명을 지탱해준 것이 바로 체지방이며 이것을 연소시키는 지질대사의 회로였다.

즉 단식으로 당질의 공급을 끊음으로써 400만 년에 걸쳐 인류를 지탱해준 지질대사라는 소중한 시스템에 눈을 떴고, 이것이 건강효과를 나타낸 것으로 생각할 수 있다.

단식은 원래 불교 등에서 수행의 일환으로 실시된 것인데, 불교의 수행에는 지질대사를 활성화시키는 지혜가 담겨져 있다.

예를 들어 히에이산(比叡山, 쿄토시의 북동쪽에 있는 산으로 고래 신앙의 산으로 알려져 있으며, 천태종 총본산인 엔랴쿠사(延曆寺)가 있음-옮긴이)에서 열리는 천일회봉행(千日回峯行)이라는 수행이 있는데, 이것의 클라이맥스로서 단식, 단수, 불면, 불복(不伏, 눕지 않음)으로 열흘간을 보내는 고행이 따른다. 일반적으로 생각하면 이러한 행위는 생명의 위협을 줄 것 같지만, 실은 이것을 실시하기 전에 주도면밀한 준비를 한다.

천일회봉행을 실시하는 스님은 이 고행에 들어가기 전에 100일 동안 '오곡 단식'이라는 것을 하게 된다. 오곡은 일반적으로 조, 수수, 피, 쌀, 보리를 가리키는데, 수행을 하는 스님은 '오곡 단식' 기간 동안 이것에는 전혀 입을 대지 않고 메밀국수만 먹는다.

메밀은 곡물 중에서 GI가 가장 낮으므로 이 오곡 단식을 계속하면 당질대사는 줄어들고 지질대사가 활성화된다고 생각할 수 있다. 따라서 체지방이 연소되기 쉬운 상태에서 고행에 들어가게 되므로, 아무것도 먹지 않고도 생명이 유지되는 것이다.

즉 우선 낮은 GI의 상태를 계속해 지방이 쉽게 연소되도록 한 후 단식을 실시하기 때문에 이 정도의 고행에서도 생명을 유지할 수 있는 것이다.

이러한 단계를 밟는 것은 오랜 기간 동안 축적된 경험에서 나온 선인의 지혜이다. 불교 수행에서의 지혜만 보아도 옛날 사람들은 지질대사가 중요하다는 것을 경험적으로 알고 있었던 것이다.

최고의 선수일수록
지질대사 능력이 탁월하다

스포츠 선수는 육체의 기능이 잘 발달된 사람들로, 스포츠계에서도 지질대사는 매우 중요하다.

예를 들어 복싱은 체중 제한이 있는 종목이므로 복서에게 있어서 감량은 숙명과 같다고 할 수 있다. 그들은 원래부터도 최소한의 몸무게를 유지하도록 되어 있지만 시합이 있을 때는 한두 달이라는 짧은 기간 동안 몇 kg씩 체중을 줄이지 않으면 안 된다. 때문에 격렬한 연습을 하면서 거의 아무것도 먹지 않는 생활을 한다.

옆에서 보면 그들의 감량이 너무 가혹하게 느껴지지만, 막상 복서에게 감량에 대해 물어보면 고통스러운 것은 처음뿐이고 조금 지나면 편해진다고 한다.

처음에는 고통스러운 감량이 시간이 지나면서 편해진다는 것은 대사의 균형이 변하기 때문이다. 감량을 시작할 당시에는 당질대사가 우세해 지질대사가 그다지 진행되지 않으므로, 아무것도 먹지 않으면 에너지 부족을 느껴 고통스럽다.

하지만 당질대사를 하지 않는 날이 길어지면 지질대사가 활성화되어 체지방이 연소되기 쉬워지므로, 아무것도 먹지 않아도 몸을 편하게 움직일 수 있게 된다. 또한 지질대사가 촉진됨으로써 체지방이 줄어들므로 감량도 진행되는 것이다.

즉 복서의 감량은 지질대사가 활성화되어 제대로 활동하는 것을 뜻한다.

이것은 복싱에만 한정된 것이 아니다. 전반적으로 일류선수일수록 지질대사가 잘 이루어지는 경향이 있다.

예를 들어 아테네 올림픽의 마라톤 대표 선발 레이스에서 다카하시 나오코 선수의 페이스 조절 실패가 큰 문제가 된 적이 있다. 이 레이스 직후 다카하시 선수를 지도했던 감독은 "다카하시가 2kg만 더 살이 쪘어도……"라는 코멘트를 남겼는데, 이것은 감독이 경험적으로 지질대사의 중요성을 알고 있었기 때문에 나온 말이라고 생각한다.

다카하시 선수가 마라토너로서 특이한 점은 다른 선수와 비교해서 체지방률이 높다는 것이다. 이것은 어디까지나 나의 사견으로 하나의 가설이지만, 그녀는 지방을 능숙하게 연소시킴으로써 굉장

한 기록을 달성할 수 있었다고 생각된다.

마라톤과 같은 격렬한 운동을 하면 보통은 당질대사가 중심이 된다. 달리기 시작해서 심박수가 어느 정도 이상이 되면, 그때까지 체지방을 연소하고 있던 근육이 포도당을 사용하게 되기 때문이다.

포도당은 근육이나 간장에 글리코겐으로 축적되어 있는데, 지방보다 힘을 내기 쉬우므로 격렬한 운동에 적합하다. 하지만 그 양이 한정되어 있어 격렬한 운동으로는 한 시간 정도밖에 지탱할 수 없다. 따라서 포도당만을 사용한다면 두 시간 이상이 걸리는 마라톤에서는 연료가 바닥나버린다.

결과적으로 마라톤에서 좋은 기록을 내려면 포도당만이 아니라 지방도 능숙하게 사용할 필요가 있다. 일류 스포츠 선수에게 흔히 보이는 장점은 어느 정도 심박수가 올라가도 포도당 외에 지방도 같이 이용할 수 있다는 점이다.

다카하시 선수의 경우도 마찬가지로, 포도당을 연소하면서 동시에 지방을 연소하는 회로를 작동시켜 레이스 중에 글리코겐을 절약하는 능력이 있는 것으로 보인다. 때문에 평소의 레이스라면 라스트 스퍼트에 들어가는 35km를 넘어가도 글리코겐이 충분히 남아 있었을 것이다.

그런데 문제의 레이스에서는 지질대사를 능숙하게 이용하지 못했던 탓에 글리코겐을 절약하지 못하고 라스트 스퍼트 부근에 와서 그것을 다 써버린 것이다. 이로 인해 39km 지점에서 속도를 잃어버리고 만 것이다.

감독의 "2kg만 더 살이 쪘어도……"라는 말은 지질대사가 평소처럼 제대로 작동했다면 그만큼 근육 중의 글리코겐을 절약할 수 있었다는 의미로 받아들일 수 있다.

어느 정도 격렬한 운동을 할 때도 지질대사를 할 수 있다는 것은 마라톤뿐만 아니라 다른 종목의 일류선수에게도 흔히 보이는 특징이다.

축구 선수 중에는 시합의 종반이 되면 거의 움직일 수 없는 사람이 있다. 이것은 그 사이에 지방을 사용하지 못하고 종반이 될 무렵에 글리코겐을 전부 써버렸기 때문이다. 하지만 일류선수는 시합이 끝날 때까지 움직임이 둔해지는 법이 없다. 이것은 지방이 제대로 사용되고 있다는 증거이다.

마찬가지로 테니스 종목에서도 이류선수는 시합시간이 두 시간을 넘어가면 갑자기 힘이 약해지지만, 일류선수는 아무리 긴 시합이라도 기민하게 움직인다. 이것 역시 어느 정도 이상의 심박수에서도 지방을 능숙하게 사용하고 있기 때문에 가능한 일이다.

이처럼 스포츠의 세계에서도 지방을 잘 활용하면 자신의 능력을 더 발휘할 수 있게 된다.

지방과 당질이 인류의 진화에 미친 영향

당뇨병의 원인은 현대의 식생활에서 당질을 지나치게 섭취해 당질대사와 지질대사의 균형이 무너진 데 있다.

앞으로의 식사에 대해 생각하기 전에, 인간에게 있어 지방과 당질이 본래 어떤 의미를 가진 물질인가를 한 번 더 근본부터 되짚어 볼 필요가 있다고 생각한다.

이러한 내용을 독특한 시점에서 분석한 《천재와 분열증의 진화론》(데이비드 호로빈, 신조사)이라는 책이 있는데, 이 책에 의하면 인류의 진화에 지방이 아주 깊게 관여해왔다고 한다. 이것은 앞으로의 식생활의 형태를 생각하는 데 중요한 실마리가 될 것으로 생각된다. 이에 여기서 잠깐 그 내용을 소개하고자 한다.

저자에 의하면 약 400만 년으로 추정되는 인류의 역사 중에서

300만 년 이상은 거의 진화의 흔적을 볼 수 없다고 한다. 그런데 약 30만 년 전부터 뇌가 급속히 커진다. 이것은 뇌에 지방이 늘어났기 때문으로, 뇌는 60~70%가 지방으로 이루어져 있다.

이 시점에서는 아직 뇌가 커지기만 했지 지능은 거의 변하지 않았는데, 16만 년 전의 돌연변이로 통합실조증(정신분열증) 유전자라는 것이 나타난다. 이때부터 종교나 그림, 그리고 활이나 화살 등의 복잡한 도구가 생겨나 문화가 발생하게 된 것이다.

이때 지방으로 비대화된 인류의 뇌에 급속히 신경망이 퍼지게 되는데, 여기서 필요한 물질이 EPA, DHA, 아라키돈산과 같은 필수 지방산이다. 이러한 물질은 곡물이나 과일 등의 식물성 식품에는 전혀 함유되어 있지 않고, 규조를 먹는 생선 등의 수중동물에 많이 함유되어 있다.

이처럼 인류가 현대인으로 진화한 것은 지방에 의해 뇌가 커진 것과 생선 등의 동물성 식품에만 함유되어 있는 지방산 덕분이다.

또한 지방은 인류가 현재까지 생존하고 있는 데에도 중요한 역할을 했다. 침팬지 등의 다른 영장류와 비교해서 현재의 인류에 특징적인 것은 여성의 유방과 엉덩이이다. 이것은 돌연변이로 인간이 피하지방을 축적하는 능력을 획득했기 때문인데, 생존경쟁을 생각하면 이것의 의미는 크다고 할 수 있다.

예를 들어 보통 여성은 물만 있으면 아무것도 먹지 않아도 피하지방에 축적된 에너지만으로 2개월(임신한 경우에도)은 살 수 있다. 그러나 침팬지나 인간의 남성은 축적된 지방이 적으므로 한 달 정도밖에 못 견딘다.

인간의 여성은 피하지방이 많은 만큼 생존에 유리하며, 이것은 동시에 자식의 생명도 지킬 수 있다는 것을 의미한다. 즉 현생 인류라는 종족이 다른 영장류와의 생존 경쟁에서 이길 수 있었던 것은 여성이 피하지방을 많이 축적할 수 있었기 때문이다.

이처럼 피하지방은 인류(동물로서의)에 있어서 상당히 중요한 것임을 알 수 있다.

또한 인체에 있어서 지방이 어느 정도 중요한 것인가는 인간이 에너지로 이용하는 물질의 순서를 봐도 알 수 있다. 우리 몸이 가장 먼저 에너지로 사용하는 것은 알코올이다. 그리고 두 번째가 당질, 세 번째가 지질, 마지막이 단백질인데, 이것은 인체에 있어서 중요도가 낮을수록 먼저, 중요한 것일수록 나중에 사용한다는 의미로 생각할 수 있다.

우선 알코올은 있든지 없든지 상관없는 물질이다. 그 다음으로 당질은 언제 먹을 수 있을지 알 수 없는 물질이므로 이것을 의지해서는 살아갈 수 없다. 따라서 운 좋게 당질이 많은 식품을 발견했을 때에는 사용하고 남은 당질을 바로 체지방으로 축적해서 당질을 섭취할 수 없을 때 사용하도록 했다.

먹을 것이 없는 상태가 계속되어 사용할 체지방이 없어지면 이번에는 단백질을 사용하게 되는데, 이것은 문자 그대로 생명을 깎는 일이다. 단백질을 연소한다는 것은 자신의 육체를 연소하는 것과 같기 때문이다. 이처럼 당질은 의지할 수 없는 것, 단백질은 인체 그 자체이므로 에너지원으로서 주가 되는 것은 역시 지방이라고 할 수 있다.

즉 지방은 인류가 진화하는 데에도, 여기까지 생존하게 된 데에도 상당히 중요한 물질이라고 이 책의 저자는 말하고 있다.

이에 비해 당질은 인류에 있어서 특수한 역할을 해왔다. 일반적으로 병이라는 것은 민족에 따라 발생빈도가 다르지만, 통합실조증만은 원시사회나 문명사회에 관계없이 약 1%라는 같은 비율로 발생하고 있다. 단, 문명사회에서는 통합실조증의 증세가 다소 무겁다고 하는데, 이 책의 저자는 그 원인을 정제 탄수화물의 지나친 섭취로 보고 있다.

예를 들어 종교의 창시자가 된 사람들은 대부분 신의 목소리를 듣는다고 하는데, 이것은 의학적으로 말하면 틀림없는 환청이며 통합실조증이라고 할 수 있다.

신의 목소리가 들리는 사람은 원시사회에서도, 문명사회에서도 나타나지만 원시사회의 경우에는 그 사람의 인격이 비교적 유지된다. 이것은 원시사회에서는 물고기나 곤충과 같은 작은 동물을 빈번히 먹고 있어 EPA나 DHA 등의 필수지방산을 자주 섭취하기 때문이다. 이에 대해 문명사회에서는 이러한 필수지방산의 섭취가 적어 통합실조증의 증세가 심해지기 쉬운 것이다.

즉 정제 식품을 중심으로 한 식생활에서는 천재도 나오기 쉽지만 중증의 통합실조증도 나오기 쉽다.

여기서 소개한 가설은 아직 확실한 검증이 안 된 부분도 있지만, 그럼에도 인류에 있어서 지방과 당질이 어떤 역할을 해왔는지를 추측하는 데에는 어느 정도 도움이 된다고 생각한다.

테일러 메이드 식사요법

지금 서구의 의학계에서는 '테일러 메이드 치료'라는 말이 빈번히 사용되고 있는데, 테일러 메이드란 기성복이 아닌 맞춤복이라는 의미이다. 따라서 테일러 메이드 치료는 지금까지처럼 모든 사람을 같은 방법으로 치료하는 의료가 아니라, 각자의 체질에 맞춰 그 사람에게 가장 효과가 있는 치료를 선택하는 것이다.

예를 들어 지금 유전자는 아주 높은 레벨까지 해석이 가능한데, 이것이 더욱 진보하면 모든 사람의 체질을 유전자 레벨로 파악할 수 있게 된다. 그러면 어떤 사람에게 A라는 약제가 효과적인지 어떤지, 또는 어느 정도의 부작용이 생기는지를 약을 사용하기 전에 예측할 수 있게 된다. 따라서 같은 천식 환자라도 '다나카 씨는 A약, 사토 씨는 B약' 이라는 식으로 그 사람에게 맞는 치료법을 선택할 수 있다.

옛날부터 한방(漢方)은 그 사람의 체질에 맞게 처방한다는 개념이 있는데, 테일러 메이드 치료도 이 방법과 비슷하다고 보면 되겠다. 어쨌든 10, 20년 후에는 이것이 가능해질 것으로 생각된다.

그런데 앞으로의 시대는 식사에 대해서도 '테일러 메이드'의 사고방식을 가져야 한다고 생각한다. 일본에서는 당뇨병에 대한 식사요법이라고 하면, 칼로리 제한을 중심으로 되도록 고탄수화물, 저지방의 식사가 바람직하다는 견해가 일반적이다. 따라서 대부분의 당뇨병 환자들은 이것을 기준으로 획일적인 식사를 하고 있다.

그러나 이제부터는 각자의 건강 상태나 기호 등에 맞춰 식사의 기준을 바꿀 때가 되었다고 생각한다.

예를 들어 당뇨병이 되기 전단계로 당질대사의 기능이 아직 정상인 사람은 GI가 낮은 현미채식이 좋을 것이다. 주식으로는 현미 외에 GI가 낮은 메밀국수나 전립분으로 만든 빵 등도 좋다. 기름기가 많은 것을 좋아하는 사람이라면 올리브유를 자주 사용하는 지중해풍 식사도 괜찮을 것이다. 하지만 이미 당뇨병에 걸린 사람에게는 역시 당질제한식을 제일 권하고 싶다.

이처럼 병의 상황이나 기호에 따라 몇 가지 식사를 준비해서 그 사람의 상태에 맞는 것을 선택하는 것이 중요하다.

지금까지처럼 칼로리 제한과 고탄수화물, 저지방식 일변도의 식사요법으로는 현대사회에 만연하고 있는 당뇨병과 같은 현대병에 제대로 대처할 수 없다. 지금까지 당뇨병에 좋다고만 했던 현미채식조차 당뇨병이 발병하게 되면 식후 고혈당을 초래하므로 위험해진다.

하지만 현미채식과 같은 식생활은 당뇨병이 되기 전의 사람에게는 예방효과가 있다. 따라서 어릴 때부터 현미채식처럼 GI가 낮은 음식을 중심으로 한 식생활을 하면 당뇨병에 걸릴 위험이 줄어들 것이다.

학교 급식의 경우는 현미밥은 무리겠지만 그래도 흰 빵보다는 GI가 낮은 흰 쌀밥을 주식으로 하는 편이 좋다고 생각한다.

만약 현재와 같은 식생활이 지속되어 당연한 듯 매일 정제 탄수화물을 섭취해 나간다면, 당질대사가 정상인 사람도 언젠가는 당뇨병이 될 위험이 커진다.

당질대사가 정상일 때는 정제 탄수화물을 피하는 식사를 하고, 당뇨병에 걸렸을 때는 당질 그 자체를 피하는 것이 가장 좋다. 하지만 이 경우에도 몇 가지 선택사항 중에서 자신의 기호에 맞는 식사를 선택하도록 하자.

당뇨병과 같은 현대병에 대처하기 위해서는 이처럼 식생활도 그 사람의 상황에 맞춰 바꿔가야 한다고 생각한다.

당질제한식이
당뇨병 치료의 미래를 바꾼다

다카오 병원에서 처음으로 당질제한식을 시작한 것은 내 형인 원장 에베 요이치로였다. 형은 1999년에 시코쿠에서 한방 강연을 한 적이 있는데, 이때 아이치현 우와지마 시에서 개업의를 하고 있는 가마이케 선생과 이야기를 나눈 것이 당질제한식을 도입한 계기가 되었다. 가마이케 선생은 정형외과와 스포츠 의학 전문의로 자신이 당뇨병을 앓고 있는데, 환자와 스스로를 위해 여러 가지 방법을 시험해본 결과 당질을 제한하는 식사가 가장 좋다고 생각하게 되었다. 그리고 그 이야기를 들은 형은 다카오 병원에서 시험적으로 당질제한식을 시작하기로 했다.

당시에는 방법이 상당히 대략적이었음에도 불구하고 효과는 아주 컸다. 결과에 감격한 형은 나를 포함한 병원 스태프에게 이 요법을 권했지만 처음에는 다들 그 효과에 대해 다소 회의적이었다. 다만 나와 병원의 영양사는 그 식사 내용을 보고 저칼로리라서 효과가 있을 것이라는 추측을 했다.

형은 다카오 병원 안에서만이 아니라 의사 모임 등 계기가 있을 때마다 당질제한식에 대해 이야기했지만 역시 반응은 회의적이었다. 당시의 형은 새로운 치료법의 효과에 대해서만 이야기하고 그것을 논리적으로 설명하는 것에는 그다지 적극적이지 않았다. 때문에 형에게서 당질제한식의 이야기를 들은 사람들은 그 효과를 믿기가 어려웠던 것이다.

그런데 그로부터 2년이 지난 2001년, 기존의 식사요법으로 증세가 도저히 개선되지 않는 환자에게 당질제한식을 시험해보게 되었다. 2장에서도 소개했듯이 당질제한식은 극적인 효과를 보였고, 효과의 크기와 빠르기에 놀라움을 금치 못했다. 눈에서 비늘이 떨어진다는 것은 바로 이런 것으로, 이후 나는 적극적으로 당질제한식을 도입하게 되었다.

그리고 환자들마다 모두 좋은 결과를 내는 것을 보면서 이 요법을 더 연구해서 알려야겠다고 결심하게 된 것이다.

나 자신이 당뇨병 환자라는 것도 큰 동기가 되어 병원의 다른 의사와 약국장, 영양사 등의 협력을 받아 생리학이나 대사학 등의 측면에서 당질제한식의 계통을 확립해 연구를 시작했다. 이것은 당질제한식이 어째서 효과적인가를 이론적으로 증명함으로써 이 요법의 유효성을 되도록 많은 사람들에게 알리고 싶었기 때문이다.

또한 앞에서도 설명했듯이 다카오 병원에서 당질제한식을 실시한 200명이 넘는 환자 중에서 퇴원 후의 경과를 알 수 있는 42명의 데이터를 정리해, 당질제한식이 통계학적으로 봐도 유효하다는 것을 입증했고, 그 일부를 교토 의학회 잡지에 발표했다. 이것 역시 이 요법을 보다 많은 사람들이 이해하고 받아들이기를 원하는 마음에서였다.

이와 같은 활동을 한 보람이 있는지, 아직 수적으로는 미비하지만 당질제한식에 찬성하는 의료기관도 계속 늘고 있다. 지금까지 나고야, 삿포로, 니가타, 군마 등에서 이 요법을 시험하고 있으며, 모두 다카오 병원과 같이 좋은 결과를 내고 있다.

당질제한식은 이처럼 조금씩 퍼져가고 있으며, 앞으로 좀더 많은 사람들이 알게 된다면 일본의 당뇨병 치료는 크게 바뀔 것이라고 나는 확신한다.

당뇨병은 당질을 제한하면 개선된다. 이 책을 되도록 많은 사람들이 읽고 조금이라도 많은 환자나 당뇨병 예비군들이 이것을 실행하기를 바란다.

마지막으로 당질제한식의 선구자이며 충고자인 가마이케 선생에게 깊은 감사의 마음을 전한다.

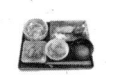

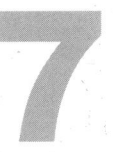

7

당뇨병을 다스리는
당질제한식 식단

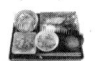

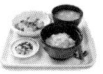

일주일 식단 소개

그러면 구체적으로 일주일 당질제한식의 식단을 소개하겠다. 이것은 다카오 병원에서 2004년 10월 25~31일 동안 실제로 나온 메뉴이다. 식단을 짤 때는 표 7을 참고해 계절에 맞는 식재료를 위주로 구성하면 좋을 것이다.

여기서 아침식사가 가벼운 메뉴(200kcal)로 되어 있는 것은 병원 조직의 일손 부족(일찍 출근하는 사람이 적음)으로 많은 종류를 만들 수 없기 때문이다. 가정에서 '당질제한식'을 실시하는 경우는 아침식사에서 400~600kcal를 섭취해도 아무 문제가 없다. 점심과 저녁은 600kcal 정도가 적당하다(소개한 요리의 분량은 모두 1인분이 기본).

식단 제공: 다카오 병원 급식부

月 월요일 / Monday

	아침	점심	저녁
식단	토마토 주스 6p 치즈 햄볶음	현미밥 찐만두 시금치무침 두부무침 노자와나 절임	된장국 닭조림 야채 · 베이컨 볶음 연어구이 야채무침 달걀 스크램블

재료 · 분량	**토마토 주스**
	  토마토 주스 160.0g
	6p 치즈
	  6p 치즈 20.0g
	햄볶음
	  로스햄 10.0g
	  양파 80.0g
	  간장 2.0g
		현미밥
		  현미 85.0g
		찐만두
		  찐만두 75.0g
		  겨자 0.5g
		시금치무침
		  시금치 80.0
		  깨소금 1.0g
		  (진)간장 2.0g
		두부무침
		  두부 30.0g
		  유부 7.0g
		  무 30.0g
		  당근 10.0g
		  파 5.0g
		  얼레지가루 1.0g
		  식용유 0.2g
		  소금 0.2g
		  (양조)간장 6.0g
		노자와나 절임(야채의 일종)
		  노자와나 절임 20.0g
			된장국
			  된장 10.0g
			  양배추 30.0g
			닭조림
			  닭넙적다리살 40.0g
			  배추 40.0g
			  두부 100.0g
			  당근 20.0g
			  고마쓰나(잎이 넓은 야채) 20.0g
			  간장 6.0g
			  술 1.0g
			야채 · 베이컨 볶음
			  배추 80.0g
			  당근 10.0g
			  유부 7.0g
			  베이컨 5.0g
			  참기름 1.0g
			  깨 2.0g
			  달걀 10.0g
			  간장 3.0g
			연어구이
			  연어 60.0g
			  간장 3.0g
			  식용유 0.2g
			야채무침
			  고마쓰나 70.0g
			  깨 1.0g
			  간장 3.0g
			달걀 스크램블
			  달걀 60.0g
			  양파 30.0g
			  간장 2.0g
			  식용유 0.3g
			  토마토 50.0g

영양소 함유량		
열량합계		1239kcal
단백질		69.4g
지질		53.4g
탄수화물		120.3g
식염 함유량		8.9g

화요일 / Tuesday

	아침	점심	저녁
식단	토마토 주스 6p 치즈 브로컬리 무침	현미밥 고등어구이 무무침 가지볶음 단무지	된장국 닭조림 유부조림 연두부 무샐러드
재료 · 분량	**토마토 주스** 　토마토 주스　160.0g **6p 치즈** 　6p 치즈　20.0g **브로컬리 무침** 　브로컬리　120.0g 　겨자　0.3g 　간장　3.0g	**현미밥** 　현미　85.0g **고등어구이** 　고등어　60.0g 　간장　3.0g 　식용유　0.2g **무무침** 　무　40.0g 　당근　5.0g 　다시마　0.5g 　깨　2.0g 　설탕　2.0g 　간장　2.0g 　식초　5.0g **가지볶음** 　가지　100.0g 　모시조개살　30.0g 　유부　10.0g 　설탕　1.0g 　간장　3.0g **단무지** 　단무지　20.0g	**된장국** 　된장　10.0g 　배추　30.0g **닭조림** 　닭넙적다리살　30.0g 　달걀　50.0g 　양파　60.0g 　파　10.0g 　당근　10.0g 　술　1.0g 　간장　6.0g **유부조림** 　유부　60.0g 　무　60.0g 　강낭콩　20.0g 　당근　20.0g 　진간장　6.0g **연두부** 　연두부　100.0g 　간장　3.0g **무샐러드** 　무　50.0g 　당근　5.0g 　참치캔　20.0g 　마요네즈　10.0g

영양소 함유량	
열량합계	1253kcal
단백질	72.2g
지질	57.5g
탄수화물	113.2g
식염 함유량	9.2g

水 　　　　　　　　　　　　수요일 / Wednesday

	아침	점심	저녁
식단	토마토 주스 6p 치즈 달걀 · 배추 볶음	현미밥 닭찜 두부맑은장국 머위조림(특산물)	된장국 연어구이 양배추 · 마요네즈 무침 대황조림 두부튀김 배추조림
재료 · 분량	토마토 주스 　토마토 주스　160.0g 6p 치즈 　6p 치즈　20.0g 달걀 · 배추 볶음 　배추　80.0g 　유부　7.0g 　당근　10.0g 　달걀　20.0g 　간장　4.0g	현미밥 　현미　85.0g 닭찜 　닭넙적다리살　50.0g 　호박　50.0g 　달걀　30.0g 　방울토마토　20.0g 　양상추　20.0g 　파슬리　1.0g 　고추냉이　0.5g 　간장　4.0g 　술　1.0g 　소금　0.3g 두부맑은장국 　두부　30.0g 　밀기울　2.0g 　유바(두부를 만들 때 　생기는 얇은 막)　2.0g 　파　5.0g 　소금　0.2g 　간장　6.0g 머위조림 　머위　15.0g	된장국 　된장　10.0g 　두부　30.0g 연어구이 　연어　60.0g 　간장　3.0g 　식용유　0.2g 양배추 · 마요네즈 무침 　양배추　50.0g 　마요네즈　5.0g 대황조림 　대황　7.0g 　당근　10.0g 　유부　7.0g 　간장　4.0g 두부튀김 　두부　100.0g 　얼레지가루　5.0g 　식용유　10.0g 　파　3.0g 　생강　3.0g 　간장　3.0g 배추조림 　배추　80.0g 　참치캔　20.0g 　간장　3.0g

영양소 함유량		
열량합계		1221kcal
단백질		61.5g
지질		60.0g
탄수화물		108.7g
식염 함유량		9.0g

목요일 / Thursday

	아침	점심	저녁
식단	토마토 주스 6p 치즈 달걀 스크램블	현미밥 돼지고기·야채 볶음 고구마조림 배추절임 배	된장국 두부 햄버거 당근 그라세 청경채무침 방어구이 두부·돼지고기 볶음
재료·분량	**토마토 주스** 　토마토 주스　160.0g **6p 치즈** 　6p 치즈　20.0g **달걀 스크램블** 　달걀　60.0g 　양배추　50.0g 　간장　2.0g 　식용유　0.3g	**현미밥** 　현미　85.0g **돼지고기·야채 볶음** 　돼지고기　30.0g 　콜리플라워　70.0g 　말린표고버섯　3.0g 　양배추　30.0g 　당근　20.0g 　파　30.0g 　생강　3.0g 　두부　10.0g 　참기름　1.0g 　설탕　2.0g 　술　1.0g 　간장　6.0g **고구마조림** 　고구마　70.g 　다시마　1.0g 　설탕　2.0g 　술　1.0g 　간장　6.0g **배추절임** 　배추절임　25.0g **배** 　배　80.0g	**된장국** 　된장　10.0g 　시메지 버섯　30.0g **두부 햄버거** 　두부　100.0g 　참치캔　20.0g 　양파　20.0g 　당근　5.0g 　달걀　5.0g 　우유　5.0g 　소금　0.3g 　퓌레　5.0g 　간장　2.0g **당근 그라세** 　당근　30.0g 　버터　1.0g **청경채무침** 　청경채　100.0g 　잔멸치　7.0g 　깨　1.0g 　간장　3.0g **방어구이** 　방어　60.0g 　간장　3.0g 　식용유　0.2g 　무　40.0g **두부·돼지고기 볶음** 　튀긴 두부　50.0g 　돼지고기 다진 것　10.0g 　무　30.0g 　당근　20.0g 　간장　4.0g
영양소 함유량	열량합계		1269kcal
	단백질		70.3g
	지질		50.5g
	탄수화물		135.4g
	식염 함유량		8.5g

金 금요일 / Friday

	아침	점심	저녁
식단	토마토 주스 6p 치즈 고비조림	현미밥 전갱이 야채무침 포크빈즈 야채절임	된장국 야채 · 달걀 부침 낙지볶음 닭가슴살구이 시금치무침 두부조림
재료 · 분량	**토마토 주스** 　토마토 주스　　160.0g **6p 치즈** 　6p 치즈　　　　20.0g **고비조림** 　고비　　　　　80.0g 　당근　　　　　10.0g 　유부　　　　　7.0g 　간장　　　　　3.0g	**현미밥** 　현미　　　　　85.0g **전갱이 야채무침** 　전갱이　　　　60.0g 　밀가루　　　　4.0g 　식용유　　　　7.0g 　파　　　　　　5.0g 　피망　　　　　10.0g 　당근　　　　　10.0g 　양파　　　　　10.0g 　식초　　　　　5.0g 　설탕　　　　　2.0g 　간장　　　　　4.0g **포크빈즈** 　대두　　　　　10.0g 　돼지고기　　　20.0g 　당근　　　　　20.0g 　양파　　　　　30.0g 　혼시메지(버섯)　10.0g 　케첩　　　　　10.0g 　소금　　　　　0.2g **야채절임** 　야채절임　　　20.0g	**된장국** 　된장　　　　　10.0g 　무　　　　　　30.0g **야채 · 달걀 부침** 　양파　　　　　70.0g 　파드득나물　　10.0g 　표고버섯　　　20.0g 　유부　　　　　10.0g 　달걀　　　　　30.0g 　간장　　　　　6.0g **낙지볶음** 　오이　　　　　50.0g 　차조기　　　　1.0g 　낙지　　　　　20.0g 　생강　　　　　3.0g 　간장　　　　　2.0g 　식초　　　　　5.0g **닭가슴살구이** 　닭가슴살　　　80.0g 　간장　　　　　3.0g 　술　　　　　　1.0g 　식용유　　　　0.3g 　토마토　　　　50.0g **시금치무침** 　시금치　　　　60.0g 　깨　　　　　　1.0g 　간장　　　　　2.0g **두부조림** 　두부　　　　　100.0g 　당근　　　　　20.0g 　가다랑어 말린 것　0.2g 　간장　　　　　4.0g
영양소 함유량	열량합계		1226kcal
	단백질		76.6g
	지질		50.0g
	탄수화물		116.2g
	식염 함유량		8.5g

土 토요일 / Saturday

	아침	점심	저녁
식단	토마토 주스 6p 치즈 달걀 스크램블	밤밥 두부 · 돼지고기 볶음 산마장국 야채절임	된장국 두부 · 야채 절임 무 · 붕장어 조림 삼치구이 야채볶음 돼지고기볶음

재료 · 분량	토마토 주스
	  토마토 주스 160.0g
	6p 치즈
	  6p 치즈 20.0g
	달걀 스크램블
	  달걀 40.0g
	  양파 60.0g
	  간장 2.0g
	  식용유 0.1g
	  방울토마토 20.0g
		밤밥
		  현미 85.0g
		  소금 0.4g
		  깐밤 40.0g
		두부 · 돼지고기 볶음
		  두부 튀긴 것 50.0g
		  돼지고기 20.0g
		  당근 20.0g
		  피망 30.0g
		  깨 1.0g
		  식용유 0.3g
		  설탕 1.0g
		  간장 4.0g
		산마장국
		  산마 30.0g
		  나메코(버섯) 10.0g
		  두부 30.0g
		  된장 10.0g
		야채절임
		  야채절임 20.0g
			된장국
			  된장 10.0g
			  콩나물 30.0g
			두부 · 야채 절임
			  두부 150.0g
			  당근 10.0g
			  로스햄 20.0g
			  숙주나물 20.0g
			  말린 표고버섯 2.0g
			  청경채 20.0g
			  간장 5.0g
			무 · 붕장어 조림
			  무 60.0g
			  당근 20.0g
			  살짝 구운 붕장어 20.0g
			  간장 4.0g
			삼치구이
			  삼치 60.0g
			  진간장 3.0g
			  식용우 0.2g
			야채볶음
			  고마쓰나 70.0g
			  깨 1.0g
			  간장 3.0g
			돼지고기볶음
			  돼지고기 40.0g
			  양파 70.0g
			  간장 3.0g

영양소 함유량		
열량합계		1221kcal
단백질		75.0g
지질		46.0g
탄수화물		126.6g
식염 함유량		9.4g

일요일 / Sunday

	아침	점심	저녁
식단	토마토 주스 6p 치즈 양파조림	현미밥 게르치(생선의 일종) 구이 야채무침 비지볶음 노자와나 절임(야채의 일종)	된장국 닭가슴살구이 데친 브로컬리 두부·붕장어 조림 두부·닭고기 볶음 양배추·달걀 볶음

재료·분량	**토마토 주스**
	  토마토 주스 160.0g
	6p 치즈
	  6p 치즈 20.0g
	양파조림
	  양파 120.0g
	  식용유 0.1g
	  간장 3.0g
	  가다랑어 말린 것 0.3g
		현미밥
		  현미 85.0g
		게르치구이
		  게르치 60.0g
		  간장 3.0g
		  식용유 0.2g
		야채무침
		  양파 50.0g
		  당근 10.0g
		  깨 1.0g
		  간장 3.0g
		비지볶음
		  비지 40.0g
		  당근 10.0g
		  파 5.0g
		  유부 7.0g
		  설탕 2.0g
		  간장 4.0g
		노자와나 절임
		  노자와나 절임 20.0g
			된장국
			  된장 10.0g
			  미역 1.0g
			닭가슴살구이
			  닭가슴살 60.0g
			  깨 1.0g
			  술 2.0g
			  간장 4.0g
			데친 브로컬리
			  브로컬리 50.0g
			  간장 2.0g
			방울토마토
			  방울토마토 10.0g
			두부·붕장어 조림
			  살짝 구운 붕장어 30.0g
			  당근 20.0g
			  무 40.0g
			  파 10.0g
			  두부 100.0g
			  간장 6.0g
			두부·닭고기 볶음
			  튀긴 두부 50.0g
			  다진 닭고기 30.0g
			  파 5.0g
			  생강 3.0g
			  간장 4.0g
			양배추·달걀 볶음
			  양배추 50.0g
			  유부 7.0g
			  달걀 30.0g
			  간장 4.0g

영양소 함유량	열량합계		1225kcal
	단백질		74.8g
	지질		53.1g
	탄수화물		110.8g
	식염 함유량		8.9g